Gesundheitswunder
CHLOROPHYLL

G. A. Ulmer

Gesundheitswunder

CHLORO-PHYLL

Gespeicherte, gesundheitsspendende Sonnen- und Heilkraft

Günter Albert Ulmer Verlag, 78609 Tuningen

Günter Albert Ulmer Verlag
78609 Tuningen

Text, Grafiken, Layout:
Günter A. Ulmer

ISBN 3-924191-99-9

Diese Schrift entstand in dem Wunsch, durch Anregung zur Selbsthilfe eine Unterstützung zu leisten zur allgemeinen Kostendämpfung im Gesundheitswesen.

Alle Angaben in diesem Buch wurden nach bestem Wissen erstellt. Das ganze Buch soll als wertvolle Information dienen und einen Überblick über die phantastischen Eigenschaften von Chlorophyll geben. Das Buch wurde nicht geschrieben, um Rezepte zu vermitteln oder um als Ersatz für medikamentöse Behandlungen zu dienen. Die Angaben erfolgen ohne Verpflichtung oder Garantie des Autors. Er übernimmt keine Verantwortung und Haftung für etwa vorhandene Unklarheiten und inhaltliche Unrichtigkeiten. Die Forschung ist auf diesem Gebiet noch im Fluss. Die gegebenen Hinweise und Empfehlungen zur Selbsthilfe können bei schweren Erkrankungen den Arzt oder Heilpraktiker nicht ersetzen. Es empfiehlt sich deshalb immer, eine zusätzliche medizinische Diagnose vom Behandler einzuholen und sich von diesem therapeutisch begleiten und behandeln zu lassen.

Inhaltsverzeichnis

Einleitung

Bei den heutigen starken Umweltbelastungen, denen unser Körper kontinuierlich ausgesetzt ist, ist es sehr schwierig, das für unsere Gesundheit notwendige Gleichgewicht aufrechtzuerhalten. Auf der einen Seite sind es belastete und denaturierte Nahrungmittel, die, arm an Vitalstoffen und Enzymen, keine ausreichende Ernährung und keine Energiequellen mehr darstellen. Auf der anderen Seite sind es Gifte und Schadstoffe, die von unserem Körper ständig aus der Luft, aus dem Wasser und über die Nahrung und Wohnung aufgenommen werden. Diesen gesundheitsschädigenden Einflüssen muss unser Organismus und vor allem unsere Leber entgegenwirken. Dies verlangt sehr viele Energie- und Pufferstoffe, insbesondere auch um das sogenannte Säuren-Basen-Gleichgewicht zu wahren.

Außerdem umgeben uns noch sehr viele Stressfaktoren, z.B. Lärm, Elektrosmog und Verkehr. Aber auch negative, persönliche Reaktionen am Arbeitsplatz oder in der Familie können unser Nervensystem und damit auch unser Hormonsystem und darüber hinaus vor allem unser Immunsystem sehr belasten. Es ist allgemein bekannt, **dass ein stressgeplagter Mensch drei- bis viermal mehr Magnesium braucht,** als der, der einer ruhigen Beschäftigung nachgeht. Bei starkem Magnesiummangel kann die Zellatmung entkoppelt werden, d.h. die oxidative Energie wird als Wärme frei, statt Energie für die chemische Umsetzung zu liefern.

Bei Magnesiummangel werden größere Mengen Kalzium aus dem Körper ausgeschieden, wodurch unser Biohaushalt gestört wird. Zwischen Magnesium und Kalzium besteht ein enges Zusammenspiel, das etwa im Verhältnis zwei zu eins vor sich geht. Diese beiden Mineralstoffe beeinflussen sich gegenseitig. So können bei Kalziummangel, der ja auch durch ein Magnesiumdefizit verursacht werden kann, Knochenbrüche und Knochenschwund (Osteoporose) entstehen.

Wenn es heute auch für einzelne Schadstoffe Grenzwerte gibt, die einen sogenannten Toleranzwert darstellen, so darf man doch nicht vergesssen, dass es nicht nur einen einzigen Schadstoff gibt. **Es gibt eine Unmenge von Schadstoffen, die eine gravierende Gesundheitsbelastung darstellen, wenn sie sich im Rahmen ihrer Grenzwerte summieren.** Außerdem gibt es sogenannte Synergieeffekte. Das heißt, dass Stoffe, die zusammenkommen können, eine andere Wirkung entfalten als der jeweilige Einzelstoff oder sich auch zusammen in ihren Schadwirkungen wesentlich verstärken.

So ist es wichtig, dass wir heute nach Möglichkeiten suchen, bestehende Verluste auszugleichen und Defizite weitgehend zu vermeiden. Hier bietet sich uns tatsächlich ein von der Natur geschenktes, ungeheures biologisches Reservoir an, das wir nutzen können. Es kann uns helfen, in vielen Punkten wieder ins Gleichgewicht zu kommen. **Diese Schatzkammer heißt Chlorophyll.**

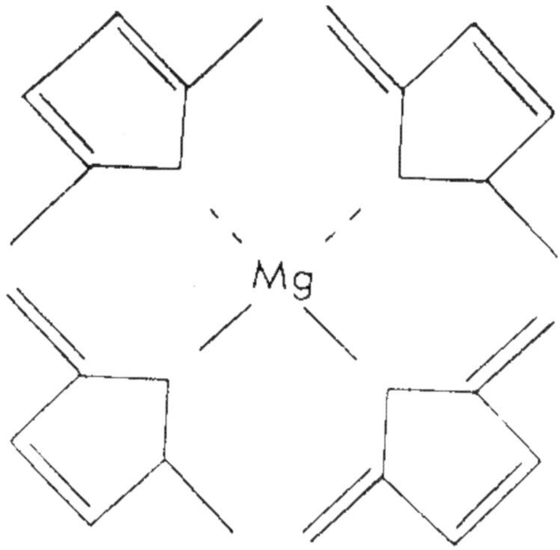

Strukturformel des Chlorophylls

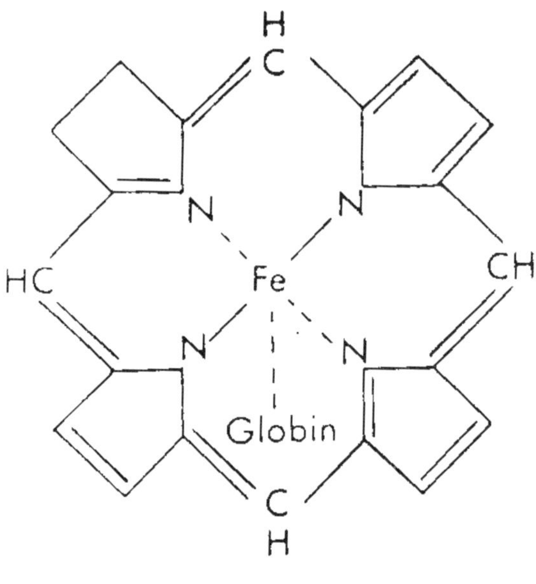

Strukturformel des Hämoglobins

Chlorophyll, der grüne Pflanzenfarbstoff

Der Blattfarbstoff, das Chlorophyll (Chloros = grün, Phyllo = Blatt), ist eine komplizierte Magnesiumverbindung mit vielen Spurenelementen, die in ihrer Struktur dem Hämoglobin des menschlichen Blutes außerordentlich ähnlich ist, nur ist im Hämoglobin das Magnesium durch Eisen ersetzt. Man könnte sie fast als Zwillinge bezeichnen.

Das grüne Blatt ist reich an Chloroplasten, die einen hohen Eisengehalt haben und wie der Zellkern im Zellprotoplasma der Zelle liegen. Sie bestehen aus einem eiweißhaltigen Substrat, in dem das Chlorophyll in Form von kleinen Körnchen eingelagert ist. Das Chlorophyll selbst ist der Träger und die Voraussetzung der Lebensfähigkeit des Blattes.

1913 schrieb der Biochemiker Richard Willstätter seine Dissertation über Chlorophyll. Darin erklärte er, dass das Chlorophyll fähig sei, mit Hilfe des darin gespeicherten Sonnenlichtes aus toter Materie lebende Substanz aufzubauen. Für seine Arbeit der Analyse des Chlorophyll-Molekülaufbaus erhielt er 1915 den Nobelpreis. Der Arzt Dr. Hans Fischer, ebenfalls Nobelpreisträger (1930) fand heraus, dass die Chemie der grünen Blätter fast identisch ist mit dem Blutfarbstoff, dem Hämoglobin.

Der grüne Pflanzenfarbstoff Chlorophyll gehört chemisch zu der Gruppe der Lipochrome. Darunter versteht man gelbe bis orange Pflanzenfarben, die man z.B. in gelbem Paprika oder in den Karotten findet. Chlorophylle sind Magnesiumkomplexe, die zur Photosynthese und damit zur Energiegewinnung aus Licht unbedingt erforderlich sind. Die Chloroplasten mit ihrem

Bau und Funktion des Blattes

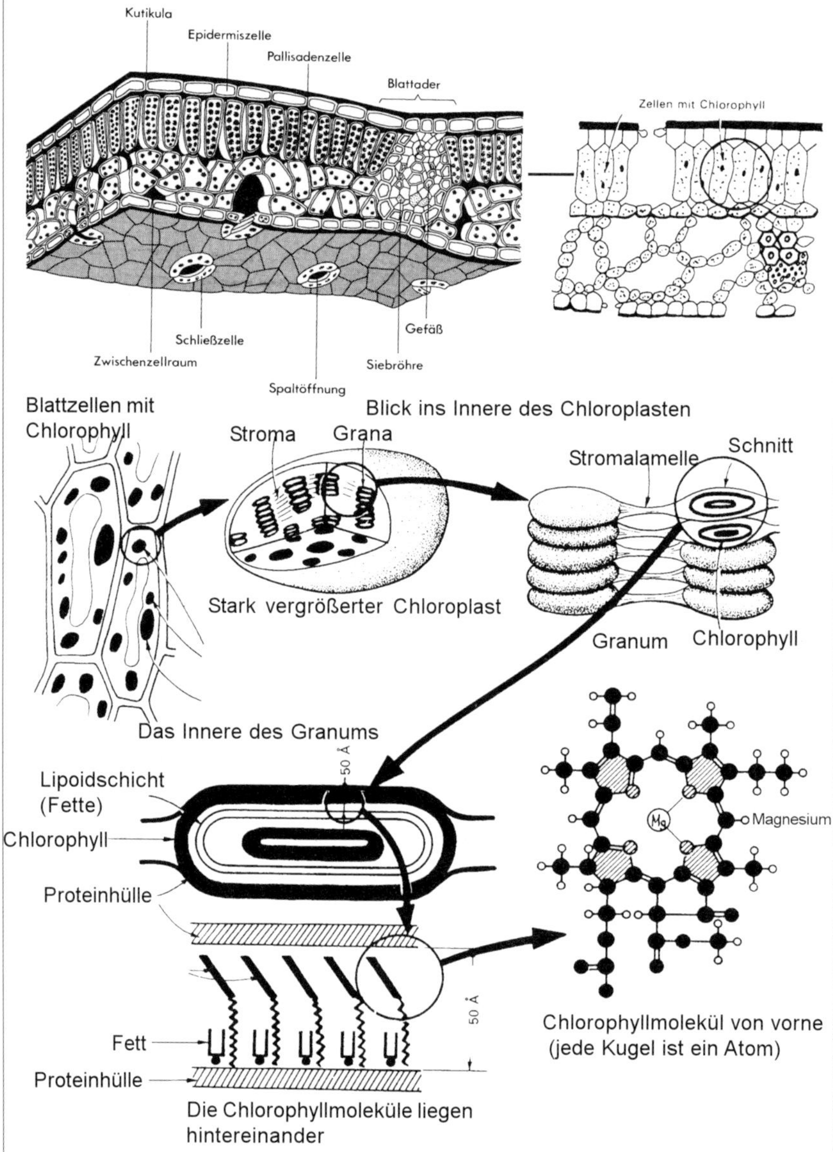

Eisengehalt haben die Fähigkeit, Lichtenergie aufzunehmen und diese über bestimmte Reaktionszentren als elektrische Energieform weiterzuleiten und zu speichern. Es sind also winzig kleine Lichtsammelzentren, die in den Chlorophyllteilchen die Sonnen- und Lichtenergie resorbieren und sie gleichzeitig in eine für den menschlichen Organismus aufnehmbare energiereiche Elektronenform umwandeln.

Diese in den Pflanzen gespeicherte und äußerst wertvolle Lichtenergie, also die Biophotonen, unterstützen den Körper in vielen lebenserhaltenden Vorgängen. Sie übertragen hochwertige Lichtenergien aus dem Kosmos in die Zellen und Gewebe des Körpers und fördern nachhaltig die Zellatmung und den Zellstoffwechsel. Chlorophyll unterstützt auch maßgeblich die präzise Funktion des Gehirns, das Nerven-, Hormon- und Zellsystem.

Chlorophyll besteht aus zwei Komponenten, Chlorophyll A (blaugrün) und Chlorophyll B (gelbgrün), welche in einem Verhältnis von 2,9 zu 1 in den meisten Pflanzen vorkommen. Baustein beider ist das Pyrrol, ebenfalls Bestandteil des roten Blutfarbstoffs Hämin. Hämin verbindet sich mit Protein (Globin) und bildet so das Hämoglobin. Interessant ist, wie bereits erwähnt, dass die chemische Grundstruktur des Chlorophylls derjenigen des Hämoglobins d.h. dem roten Blutfarbstoff ähnlich ist. Der Unterschied liegt darin, dass Chlorophyll einen Kern aus Magnesium, Hämoglobin dagegen einen Kern aus Eisen aufweist. **Sobald also der Organismus regelmäßig mit den Naturelementen Eisen, Magnesium, Chlorophyll und qualitativ guten Eiweißbausteinen und gutem Sauerstoff versorgt wird, hat er die Möglichkeit, ständig hochwertiges Hämoglobin (roten Blutfarbstoff) zu bilden.** Dies ist wiederum eine wesentliche

Voraussetzung dafür, dass der gesamte Zellenstaat und das Gehirn ständig mit dem lebenswichtigen Sauerstoff versorgt werden kann und die Energie in den Zellen optimal umgesetzt wird.

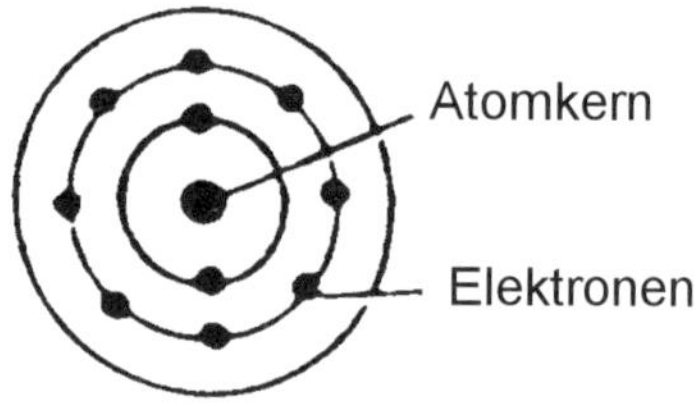

Die Atome bestehen aus einem Kern in der Mitte, um den elektrisch geladene Teilchen, die Elektronen, kreisen.

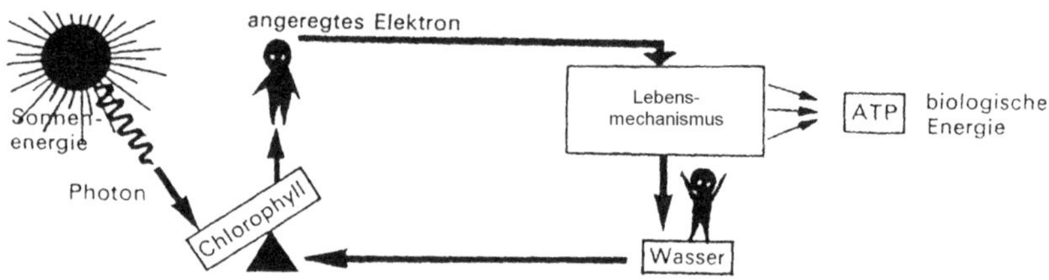

Elektronen können durch Photonen (Lichtteilchen) von der Sonne auf ein höheres energetisches Niveau gebracht werden. Sie springen dabei auf eine weiter vom Kern entfernte Umlaufbahn, die einem höheren energetischen Niveau entspricht. Sie fallen dann auf ihr Ausgangsniveau zurück und geben schrittweise an ihre Umgebung Energie ab.

Solche Elektronensprünge spielen sich in ungeheurer Zahl in den Chlorophyllmolekülen des Chloroplasten ab.

Das Leben wird im wesentlichen von Elektronen angetrieben. Dieser ständige Strom- und Energiefluss in den Zellen, den die Elektronen erzeugen, erhält die Ordnung der Zellstrukturen aufrecht und liefert in leicht nutzbarer Form die Energie, die z.B. für chemische Synthesen verwertet werden kann.

Chlorophyll stimuliert die Bildung der roten Blutkörperchen und hat positive Effekte auf die Verdauung, die Hormonregulation sowie wachstumshemmende Effekte bei einer Anzahl weiterer Erkrankungen wie Anämie, Arteriosklerose und Bluthochdruck.

Alle für den Stoffwechsel notwendigen Stoffe wie Eiweiß, Fett, Kohlenhydrate, Vitamine, Enzyme, Mineralstoffe, Spurenelemente und andere Biokatalysatoren **werden erst durch die Tätigkeit des Chlorophylls zu Energieträgern verschiedenster Art**. Drei essentielle Werte gibt uns das Chlorophyll: Sonnenlicht, Sauerstoff und Salze als Träger der chemischen Energie und als Aktivatoren der Hormone und Sekrete.

So kann Chlorophyll die Blutbildung und Blutreinigung unterstützen und sowohl den Stoffwechsel als auch die Zellatmung stimulieren. Dies wirkt sich positiv auf die Regeneration und Lebensdauer der einzelnen Körperzellen aus und verlangsamt den Alterungsprozess. Auch die präzise Funktionsfähigkeit von Gehirn, Nerven und Hormonsystem sowie das physiologische Gleichgewicht in den Körpersäften wird dadurch nachhaltig unterstützt.

Chlorophyll ist im Körper an einer Vielzahl von Prozessen beteiligt. Es normalisiert auch die Absonderung der Verdauungssäfte, fördert die Regeneration der geschädigten Leberzellen, kurbelt die Zirkulation in allen Organen an, unterstützt Heilungsprozesse, reduziert eine erhöhte Pepsinproduktion, die zu Magengeschwüren führen kann, stärkt den Herzrhythmus, so dass das Herz langsamer und ruhig, aber kräftig schlägt.

Dr. Gruskin, Direktor für Experimental Pathology und Onkologie der Temple University vermutete, dass „die beobachteten Eigenschaften des Chlorophylls vornehmlich darin bestanden, die Widerstandsfähigkeit der Zellen physiochemisch zu stärken, indem die enzymatische Verdauung der Zellmembran durch eindringende Bakterien bzw. ihre Giftstoffe weitgehend unterbunden wird." Damit fand die Fähigkeit von Chlorophyll, vor enzymatischer Zellwandzerstörung schützen zu können, erstmalig wissenschaftliche Erwähnung.

Dr. Earp Thomas bestätigte, dass z.B. chlorophyllhaltiges Weizengras, das reich an Kalziumphosphat ist, das giftige Fluornatrium neutralisierte, indem es die negativ geladene freie Fluorsäure in positiv geladenes alkalisches Kalziumphosphatfluorid umsetzte.

Im Juli 1940 erschien in der amerikanischen Ärztezeitschrift „Journal of Surgery" ein Bericht über die therapeutische Verwendung von Chlorophyll. Über 1200 Krankheitsfälle, angefangen von Gehirngeschwüren und Magenentzündungen bis zu den unterschiedlichsten Formen von Hautkrankheiten wurden dokumentiert. Fall für Fall konnte abgeschlossen werden mit dem Vermerk: „als geheilt entlassen."

Jeder kann die wunderbare Wirkung des grünen Blattes, bzw. des Chlorophylls, selbst erleben. Es hat eine positive Wirkung auf Herz und Nerven und wirkt durch seinen hohen Basenwert heilend auf die Darmflora, die durch die säureüberschüssige Zivilisationskost heute meist ins Krankhafte verändert ist. **Chlorophyll schafft überhaupt erst die Voraussetzung für ein gesundes Blut und eine gesunde Lymphe.**

Friedfertigkeit, Ruhe, Harmonie und Ausgeglichenheit werden durch Chlorophyll gefördert. Die Natur zeigt in eindrucksvoller Weise, wie friedvoll, gesund und ausgeglichen diejenigen Tiere sind, die sich zu einem Großteil mit den wertvollen chlorophyllhaltigen Blättern ernähren wie Schafe, Rehe, Kühe usw.

Das Eisen im grünen Blatt

Eisen ist eines der wichtigsten Spurenelemente für unseren Körper. Nur mit Eisen kann unser Blut seine lebensnotwendige Aufgabe erfüllen. Eisen ist Bestandteil des in den ca. 25 Billionen roten Blutkörperchen (Erythrozyten) vorkommenden Blutfarbstoffs Hämoglobin. Der Mensch könnte keine Minute überleben, wenn man ihm nur wenig mehr als die Hälfte seines Körpereisens entzöge.

Täglich zerfallen rote Blutkörperchen, da ihre Lebensdauer nur ca. 4 Monate beträgt und **täglich müssen wieder neue Blutkörperchen gebildet werden. Dazu braucht unser Körper ganz notwendig Eisen.**

Ein rotes Blutkörperchen enthält ungefähr 280 Millionen Hämoglobinmoleküle. Hämoglobin ist ein zusammengesetzter Eiweißkörper mit dem Farbstoff HÄM und dem Eiweißanteil GLOBIN. Seine Funktion besteht darin, den durch die Atmungsorgane zugeführten Sauerstoff aufzunehmen und an die Orte des Verbrauchs im Körpergewebe abzugeben, das dort gebildete Kohlendioxid aufzunehmen und es den Atmungsorganen zuzuführen, durch die es nach außen abgegeben wird. **Wenn das Eisenmineral fehlt, klappt die Sauerstoffversorgung der Zellen und der Organe nicht mehr.**

Ein Molekül Blutfarbstoff, das ein Atom zweiwertiges Eisen enthält, bindet ein Molekül Sauerstoff. **Chlorophyll ist ein starker Sauerstoffträger und gleichzeitig Träger des Co-Fermentes der Atmung. Das Eisen im grünen Blatt ermöglicht die Bindung des Sauerstoffs im Blut.**

Stark schematisiertes Hämoglobinmolekül

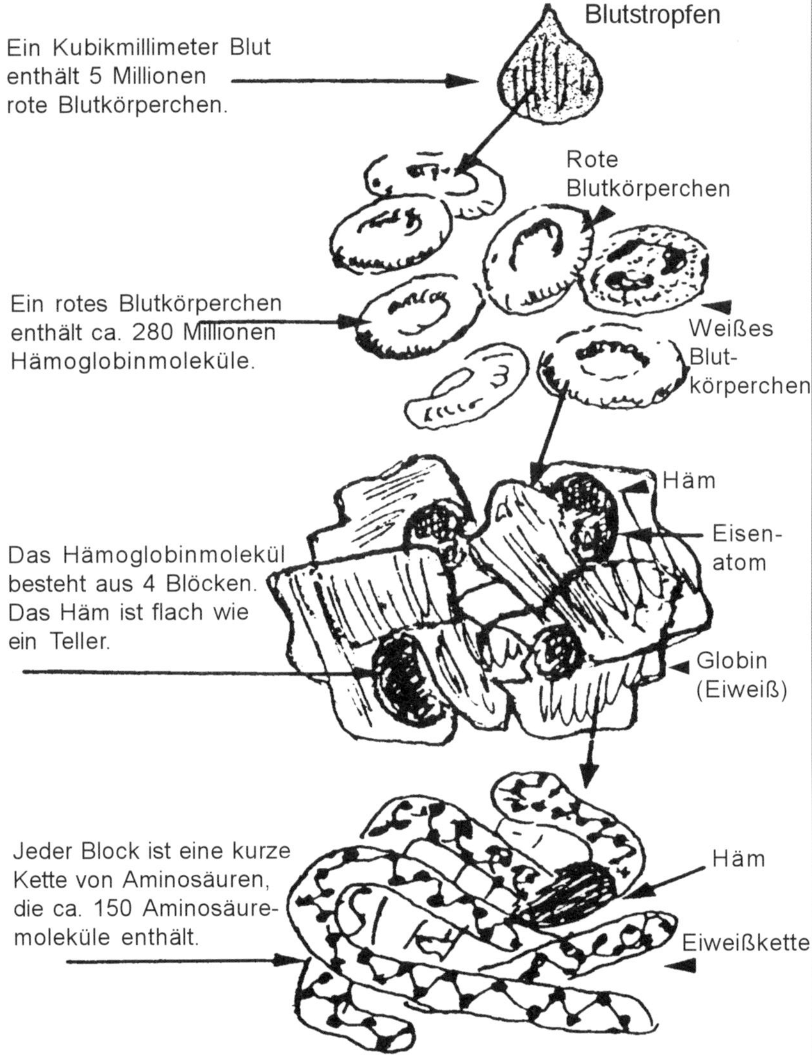

Are Waerland, der bekannte Ernährungs- und Lebensreformer, schreibt darüber: „Auf dem Eisen beruht der Sauerstoffgehalt des menschlichen Blutes, und auf diesem Sauerstoffgehalt beruhen alle Lebensvorgänge des Menschen. Je eisenreicher das Blut, desto intensiver der Sauerstoffgehalt, desto bessere Gesundheit, desto grössere Vitalität, desto reichere Phantasie, desto grössere Schaffenskraft. Alles Leben ist Verbrennung.

Die Grundbedingung dieser Vereinigung ist das vollkommene Blut und die vollkommene Ernährung. Wo diese beiden Grundbedingungen vorhanden sind, da erreicht das Leben seine Vollkommenheit. Diese beiden Grundbedingungen wurden im grünen Blatt gefunden. **Denn wo Chlorophyll vorhanden ist, da befindet sich auch immer Eisen und Magnesium.** Je stärker die Farben, desto mehr Eisen, je reicher das Grün, desto mehr Magnesium."

Der größte Teil des Eisens befindet sich in unserem Körper im Blutfarbstoff der roten Blutkörperchen (etwa 70 Prozent), wo es für den Sauerstofftransport verantwortlich ist. Der Blutfarbstoff reguliert aber auch die Blutfunktion, die für die Aufrechterhaltung des natürlichen Säure-Basen-Gleichgewichts verantwortlich ist, damit das Blut nicht zu sauer oder zu basisch wird, sondern immer dieselbe Reaktion hat.

Der Rest des Eisens befindet sich in den Muskelzellen (ca. 12 Prozent), in einigen Enzymen und als Speichereisen hauptsächlich in der Leber, in der Milz und im Knochenmark. Auch der Muskelfarbstoff Myoglobin enthält Eisen und kann je nach Bedarf Sauerstoff aufnehmen und abgeben. Eisen ist aber auch Baustein bestimmter Enzyme, z.B. der Katalase, die u.a. an Entgiftungsreaktionen beteiligt sind. Auch im Immunsystem kommt dem Eisen eine wichtige Funktion zu.

Der gesamte Eisenvorrat in unserem Körper beträgt ungefähr 4 bis 5 Gramm. (Dies entspricht einem mittelschweren Nagel.) Der Körper kann Eisen nicht selbst bilden, es muss deshalb täglich dem Körper zugeführt werden. Frauen brauchen täglich mindestens 18 bis 20 Milligramm Eisen, um gesund zu bleiben. Männer kommen dagegen mit einer Tagesration von etwa 12 Milligramm aus.

Der Darm regelt die Aufnahme des Eisens. Wenn das Eisen den Darm erreicht, wird es durch die Darmschleimhaut aufgenommen, weitertransportiert und an bestimmte Proteine gebunden. Zu einem gewissen Teil bleibt das Eisen in den Zellen der Darmschleimhaut zurück und reguliert dessen Aufnahme, die buchstäblich „eiserne" Reserve. Auf dieses „Eisenlager" greift der Organismus jedoch nur dann zurück, wenn der Eisenspiegel im Blut sinkt.

Es ist zu bedenken, dass Eisen in zwei chemischen Varianten vorliegt: als zweiwertiges Eisen und als dreiwertiges Eisen. **Unser Körper ist aber grundsätzlich nur in der Lage, zweiwertiges Eisen optimal auszunutzen.**

Wichtig ist auch, dass der Körper seine Eisendepots in Leber, Milz und Knochenmark immer wieder auffüllt, um bei Bedarf auf diese Reserven zurückgreifen zu können. Dabei ist zu beachten, **dass die Eisenresorption durch Vitamin C gefördet wird. Bei einer schlechten Vitamin-C-Versorgung kann auch die Eisenaufnahme nicht optimal sein.**

Manche Menschen brauchen, aus welchen Gründen auch immer, mehr Eisen. Dazu zählen Kinder und Jugendliche in der Wachstumsphase, besonders wenn sie sich sportlich betätigen; auch ältere Menschen, bei denen oft die körperliche Fähigkeit, Eisen aufzunehmen, herabgesetzt ist und Frauen während der Regelblutung, während der Schwangerschaft und während des Stillens.

Auch Menschen, die eine schwere Krankheit überstanden haben sowie Sportler (für eine erhöhte Leistungsfähigkeit), benötigen mehr Eisen. **Bei schweren Umweltbelastungen spielt Eisen eine wichtige Rolle zur Entgiftung des Körpers.** Bei Eisenmangel nimmt der Körper bevorzugt Schwermetalle auf, wie Blei und Cadmium.

Unser Körper verfügt zwar über eine äußere Reserve in Form der Eisenspeicher, aber **bei verstärktem Eisenverlust oder bei verminderter Eisenzufuhr** werden die Reserven erschöpft. Die Depots sind dann ziemlich leer. Bei anhaltendem Eisenmangel nimmt dann das Funktions-Eisen in den Zellen ab und der Eisen- und Hämoglobingehalt des Blutes wird reduziert.

Wenn das Eisenmineral fehlt, dann klappt auch die Sauerstoffversorgung in den Zellen nicht mehr. Da Sauerstoff für alle Verbrennungsvorgänge im Körper notwendig ist, kann sich jeder leicht vorstellen, welche Probleme entstehen, wenn es beim Sauerstofftransport Engpässe gibt. Entweder stirbt die Zelle ab oder sie kann in eine Krebszelle entarten, indem sie durch Zerstörung der Atmungskette dann auf den Stoffwechsel der Gärung umschaltet.

Symptome des versteckten Eisenmangels sind eine andauernde Neigung zu Kopfdruck und Kopfschmerzen, Müdigkeit, Abgespanntsein, verminderte körperliche und geistige Leistungsfähigkeit, Appetitlosigkeit, Anfälligkeit gegenüber Infekten, Nervosität, Reizbarkeit, Wetterfühligkeit, Neigung zu Schwindelzuständen und Herzklopfen und rauhe Haut, auffällige Blässe der Haut, Längs- und Querrillen der Fingernägel, trockenes und brüchiges Haar, Zungenbrennen und Schluckschmerzen und Erkrankungen der Mundschleimhaut. Dass die Beschwerden bei dieser Mangelerkrankung so unspezifisch sind, liegt daran, dass Eisen nicht nur in den roten Blutkörperchen, sondern auch als Bestandteil von Fermenten (Atmungsfermente usw.) in allen Körperzellen an Transport und Verwertung des Sauerstoffs beteiligt ist.

Eisenmangel kann in allen Bevölkerungsschichten und in allen Altersstufen auftreten. Am häufigsten sind es aber Frauen, die davon betroffen sind. Nach Schätzung der Experten leiden weit über die Hälfte aller Frauen an Eisenmangel. Ein solcher Mangelzustand kann mit der Zeit zur Blutarmut führen. Hier bieten sich Chlorophyll und insbesondere Algenprodukte als „Eisenspender“ an.

Das wohlgehütete Geheimnis der Natur

Im grünen Blatt ist praktisch alles enthalten, was der menschliche und der tierische Körper für den Erhalt des Lebens und zum Aufbau der Knochen, Muskeln, Gewebe, Organe, Schleimhäute und Nervenmasse sowie für die Organe der inneren Drüsentätigkeit benötigt. Alle höheren Organismen, seien es Pflanzen, Tiere oder Menschen, können ohne das grüne Blatt nicht leben. Are Waerland sagte: „Dass das grüne Blatt alle Lebensfunktionen enthält, geht aus der Tatsache hervor, dass die größten und stärksten Tiere der Erde, wie Elefanten, Flusspferde, Bisonochsen, Pferde, Gorillas und Bären ihren Körper mit rein pflanzlicher Nahrung aufbauen. **Auf dem grünen Blatt beruht alles Leben auf Erden.“**

Die Grundelemente, aus denen das grüne Blatt seine Lebenskraft aufbaut sind Wasserdampf, Kohlensäure, Stickstoff und Sonnenlicht. Die Photosynthese (Photo = Licht, Synthese = Aufbau), ist der wichtigste biologische Prozess und findet zum großen Teil in den grünen Blättern statt.

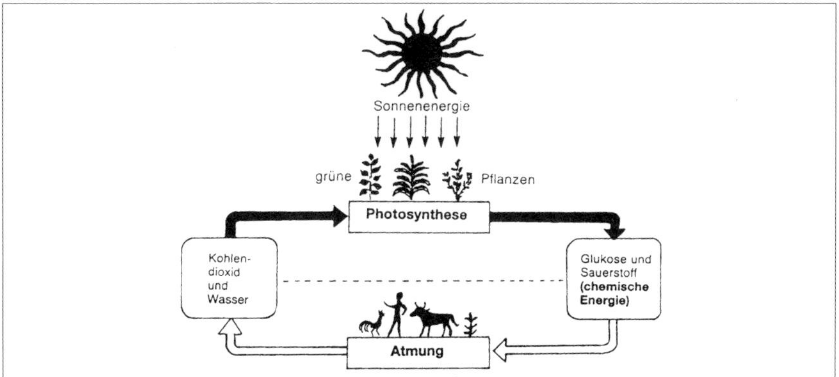

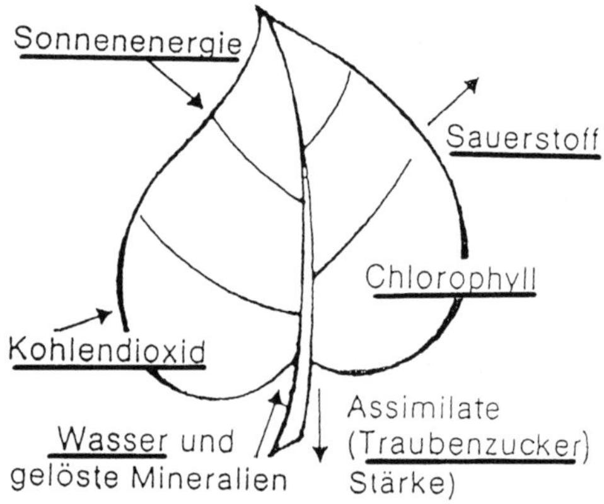

Die Photosynthese als chemischer Prozess

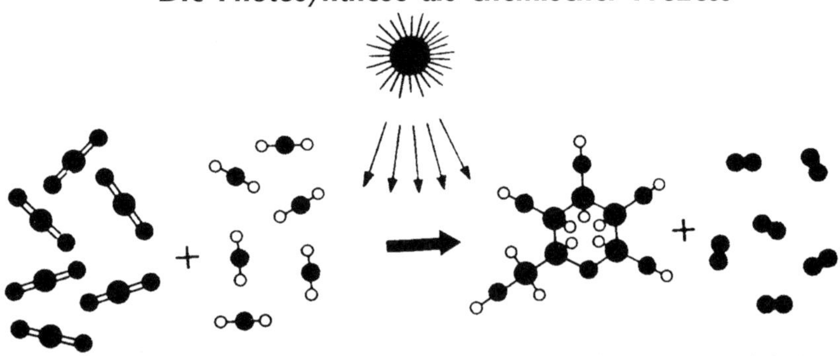

6 Moleküle Kohlendioxid	+ 6 Moleküle Wasser	ergeben	1 Molekül Glukose	+ 6 Moleküle Sauerstoff

Die chemische Reaktion bei der Atmung

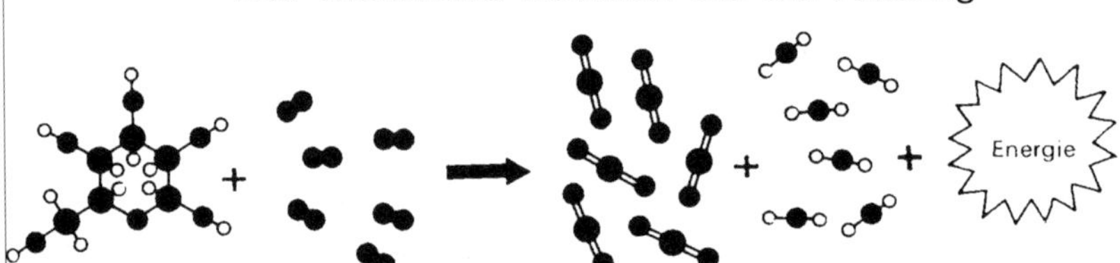

1 Molekül Glukose	+ 6 Moleküle Sauerstoff	ergeben	6 Moleküle Kohlendioxid	+ 6 Moleküle Wasser	+ Energie

Das Kohlendioxid dringt durch die Spaltöffnungen (Stomata) in die Blätter ein und löst sich dort in Wasser auf. Es kann nur in gelöster Form durch die Wände der Blattzellen in die Chloroplasten, die eine hohe Chlorophyllkonzentration aufweisen, eindringen. Der Lichtstrahl gibt seine Energie an das Chlorophyllmolekül ab und versetzt es dadurch in rege Tätigkeit.

Das angeregte Chlorophyll vermag dem Wasser ein Elektron zu entreißen oder einem widerstrebenden Empfänger ein Elektron zu geben. Es beginnt ein wilder Tanz. Moleküle prallen gegeneinander und voneinander ab, trennen sich, verbinden sich, gewinnen oder verlieren Elektronen, alles mit blitzartiger Geschwindigkeit. Schneller und schneller wirbeln Atome, bis die kostbare Sonnenenergie am Ende ihres weiten Weges schließlich Kohlenstoff, Wasserstoff und Sauerstoff zusammenfügt.

Stark vereinfacht kann man sagen, mittels des Chlorophylls und unter Einwirkung des Sonnenlichtes, das durch die Blattoberfläche dringt, reagieren jeweils 6 Moleküle Kohlendioxid mit 12 Molekülen Wasser. Daraus bilden sich ein Molekül Traubenzucker, 6 Moleküle Sauerstoff und 6 Moleküle Wasser. **Die Photosynthese ist kein einfacher Prozess. Sie besteht aus einer Kette komplizierter chemischer Reaktionen, bei denen Kohlendioxid als Ausgangsstoff dient und dann Zucker und Sauerstoff die Endprodukte darstellen.**

Wir würden ersticken, wenn das Pflanzenreich das Kohlendioxid nicht laufend zum Aufbau der Kohlenwasserstoffe (Kohlenhydrate) umsetzen und dabei Sauerstoff, den wir zum Atmen benötigen, abgeben würde. Welch ein phantastischer Kreislauf im Geben und Nehmen.

Der durch die Photosynthese in Wasser gelöste Zucker wird in unlösliche Stärke umgewandelt. Einen Teil der Stärke speichert die Pflanze in Speichergeweben, ein anderer Teil wird wieder in Zucker zurückverwandelt und dieser wird zu den Stellen geführt, an denen die Pflanze Frucht und Samen entwickelt. In den Gewebezellen der Frucht oder des Samens wird dann daraus das Fett gebildet. Es ist bemerkenswert, dass zum Beispiel in der Spirulina-Alge 5-7% Fettsäure enthalten ist und darin auch die für das ganze Stoffwechselgeschehen so wertvolle Gamma-Linolensäure.
Auch der neuzeitlichen wissenschaftlichen Forschung ist es noch nicht gelungen, das Geheimnis der Photosynthese ganz zu lüften. Es ist ein auch heute noch wohlgehütetes Geheimnis der Natur geblieben. **Es ist genauso geheimnisvoll wie der Ursprung des Lebens überhaupt.**

Die ersten Chlorophyllträger - die Algen

Vor dreieinhalb Milliarden Jahren, im Präcambrium, war die Erde ein unbewohntes, unfruchtbares Ödland, ohne Sauerstoff. Nur „Treibhausgase“ wie Methan, Kohlendioxid und Schwefel herrschten vor. Als die Erde soweit abgekühlt war, dass Regen entstehen konnte, geschah das Wunder des Lebens. Einfache, einzellige Lebensformen entstanden, die wir heute auch Bakterien (Prokaryonten) nennen. Aus dieser Familie konnte eine Gattung die Photosynthese zustande bringen, die ihr erlaubte, die Energie der Sonne zu absorbieren, um Wasser und CO_2 zu verdauen. Als „Abfall“ entstand wertvoller atmosphärischer Sauerstoff (O_2), durch den sich viel später die ganze Schöpfungsentwicklung in ihrer Vielfalt organisierte. **Die ersten Chlorophyllträger waren und sind die Cyanobakterien, auch als Blau-Algen bekannt,** sie werden auch als Muttersubstanz angesehen.

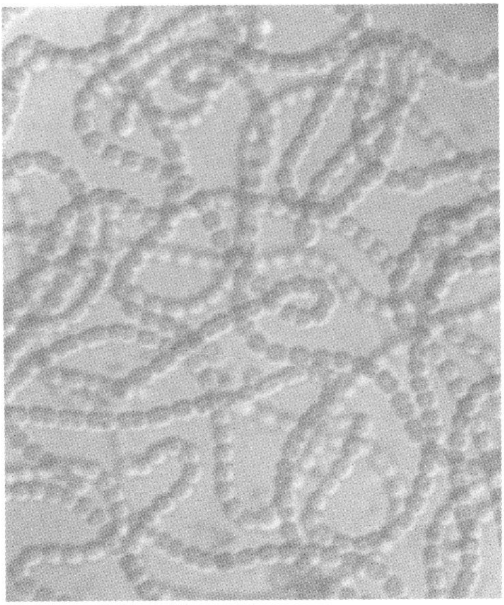

Eine Zellkolonie Blaualgen in 1066facher Vergrößerung

Die Algen sind nicht nur farblich eine bunte Gesellschaft, ihr Formenreichtum ist ungewöhnlich. So besiedeln die etwa 2000 bekannte Arten Meer und Binnengewässer, leben aber auch im Boden, in Baumrinden, in Thermen und im Schnee. Man unterscheidet sie durch ihre Farbstoffe in Blau-, Braun-, Rot-, Grün-, Gold- und Kieselalgen.

Sie entwickeln zwar keine Blütenorgane, können sich aber geschlechtlich und ungeschlechtlich vermehren. Die Fortpflanzungsvorgänge sind von Art zu Art verschieden. Sie ernähren sich selbständig d.h. sie können anorganische Stoffe mittels des Blattgrüns in körpereigene umwandeln, brauchen dazu aber Licht.

Der Photosynthesemechanismus der Algen war bereits schon im Präcambrium perfekt. Sie haben sich bis heute nur ganz wenig weiterentwickelt. Sie erzeugen mittels der Photosynthese Gase und Mineralstoffe, eine hochenergetische Kombination von Proteinen, Kohlenstoffen (Stärke und Mehrfachzucker), Lipide (Fette), Nukleinsäuren, Vitamine, Chlorophyll und Pigmente.

Sie bilden die Basis der Nahrungskette und **sind weltweit direkt verantwortlich für ca. 80 Prozent der Sauerstoffproduktion.**

Die Blaugrünen-Algen (Bluegreens)

Aphanizomen von Flos Aquae (AFA)

Seit Beginn des Lebens auf der Erde enthalten die Blaugrünen Algen die gesamte genetische Information. Das interessante daran ist, dass sie weder gezüchtet noch genetisch manipuliert werden können. Die Kraft der Uralgen ist so stark, dass sie der 100fachen Strahlung, die andere Zellen zur Mutation zwingen würden, widerstehen können. Wird die Belastung zu hoch, dann verändern sie sich zwar (sie mutieren), verwandeln sich dann aber schon nach zwei Generationen (in ca. 2,5 Stunden) wieder in ihren ursprünglichen Zustand zurück. Alle Versuche, sie in eine andere natürliche Umgebung zu bringen oder sie im Labor zu züchten, haben sich als erfolglos erwiesen.

Nur ein Ort der Erde, es ist der energiereichste See der Welt, bietet einer speziellen Blaualgenart - auch als Uralgen bezeichnet, optimale Lebensbedingungen. In den klaren Gewässern vom Upper Klamath-Lake in Oregon (USA) gedeihen diese Algen. Sie werden Supper Bluegreens genannt. Schnee und Regen waschen hochwertige Materialien aus den umliegenden Bergen und Gletschern in den See und nähren diese Algen.

Die Blaugrünen-Algen sind reich an Chlorophyll, enthalten 23 verschiedene Aminosäuren (davon alle 8 essentiellen Aminosäuren), natürliche Vitamine, Mineralien und Lipide. Das Protein dieser Algen ist ein Glykoseprotein (im Gegensatz zum Lipoprotein in den meisten Gemüsen). Beim Glykoprotein ist das Glukosemolekül schon mit einem Aminosäuremolekül verbunden, die Umwandlung von Protein in Glukose hat schon begonnen. **Deshalb sind die Nährstoffe besser assimilierbar und für den Körper schneller verfügbar** als die meisten anderen Lebensmittel.

Aus ganzheitlicher Sichtweise gesehen sind diese Algen fähig, die Thymusfunktion und damit das Immunsystem zu stimulieren und zu aktivieren. Außer der Thymusdrüse können sie auch die Milz und andere Faktoren des Immunsystems, speziell aber die oberen Energiezentren und Drüsen des Körpers, vor allem auch die tiefsten Bereiche, stärken, wie den Hypothalamus und die Zirbeldrüse, die wieder andere Drüsen steuern. **So können Gehirn und Körper optimal versorgt werden.**

Kinesiologische Tests, die von „Touch for Health" durchgeführt wurden ergaben, dass die Blaugrünen Algen die Funktion zwischen rechter und linker Gehirnhälfte positiv beeinflussen. **Sie sind einer der besten Energiespender für das Gehirn, die bis jetzt gefunden wurden.** Das scheint auf den „essentiellen Neuropeptiden" zu beruhen. Es wird vermutet, dass viele der Neuropeptide, die noch in den Uralgen enthalten sind, die Blut-Gehirn-Barriere durchqueren und dadurch Neurotransmitter im Gehirn stimulieren können.

Dieses Phänomen dürfte verantwortlich für die Überwindung von Müdigkeit und Depression sein und für die Erlangung von Wohlbefinden. So wirken die Neuropeptide der Uralge sowohl auf die Synapsen des Gehirns als auch auf den Fluss der Nervenimpulse entlang der neurologischen Pfade. Sie scheinen einen gleichmäßigen Strom der Impulse durch den Körper zu fördern. Mit der Uralge wurden auch Erfolge bei Senilität und Alzheimer Krankheit erzielt, die teilweise zu einer Besserung der Krankheitssymptome führten.

Außerdem sind die Blaugrünen-Algen auch kraftvolle Entgifter. In Japan wurden sie benutzt, um Menschen von Cadmiumbelastungen zu befreien. Sie wurden auch angewendet bei

Schwermetallbelastungen wie Blei und Quecksilber. Sie helfen entscheidend mit, die Schwermetalle aus dem Körper- und den Gehirnzellen auszuschleusen, schützen aber auch vor radioaktiven Substanzen. An Kinder von Tschernobyl wird die Alge deshalb zum Abbau der Strahlenbelastung, die die Erbsubstanz (DNS) angreift, verabreicht. Dadurch, dass die Blaugrüne-Alge im Körper die Zellstabilität erhöht, schützt sie den Körper auch vor Strahlung. Die Alge bleibt noch stabil und verändert (mutiert) erst ab einer 100fachen Strahlendosis. **Außerdem wird die Alge auch bei allergischen Erkrankungen therapeutisch eingesetzt, wobei nicht nur die Symptome, sondern oft die Allergie selbst, beseitigt werden konnten.**

Unser Organismus benötigt für seine Gehirnfunktionen, insbesondere für unsere Nervenschaltkreise und Vernetzungen, die sich mit hochwertigem Eiweiß verankern, auch hochwertige Substanzen. Viele sind in unserer Nahrung nicht mehr zu finden, weil die Böden entweder ausgelaugt wurden oder wichtige Nährstoffe, wie Selen, von den Pflanzen nicht mehr aufgenommen werden können. Was noch vorhanden wäre, wird durch Haltbarmachen (Erhitzen, Konservieren und Bestrahlen) vermindert oder ganz zerstört.

Uralgen hingegen sind ein vollwertiges Nahrungsmittel, das alle essentiellen Aminosäuren für die Eiweißsynthese und die Produktion von Hormonen und Enzymen enthält. Die Algen haben sich auf der Erde seit Milliarden von Jahren allen atmosphärischen Wandlungen der Erde angepasst. Insbesondere das in den Algen vorhandene Beta-Karotin vermag uns vor Strahlung und anderen atmosphärischen Verunreinigungen, die unsere Gesundheit angreifen, zu schützen.

Inhaltsstoffe von Spirulina

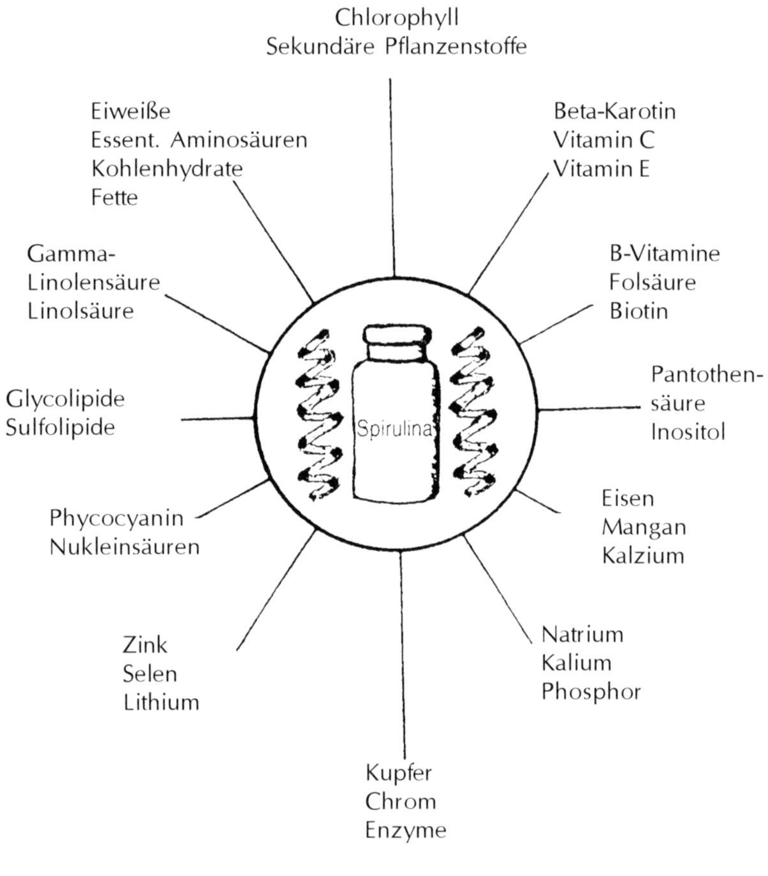

Blaugrüne-Algen - Spirulina

Alles, was über die Blaualgen gesagt wurde, gilt auch für die fadenförmigen Spirulina Algen. Bei Spirulina handelt es sich auch um Blaugrüne-Algen. Sie bestehen aus zylindrischen Zellen mit einem Durchmesser von 1-2 Millimetern. Die Mikroalge entspricht nahezu einer menschlichen Blutzelle. Man findet Spirulina-Algen als einzige überlebensfähige Pflanzen-Kultur in alkalischen Seen mit einem pH-Wert bis zu 11. Die meisten anderen Algenarten können unter diesen Voraussetzungen nicht mehr existieren. Es gibt Berichte, nach denen den Azteken vor über 1000 Jahren Spirulina bereits vertraut war. Auch die Ureinwohner um den Tschad-See in Afrika benutzten Spirulina als Nahrungsmittel.

Spirulina besteht bis zu 60 Prozent aus Protein und ist außerdem eine reiche Vitaminquelle. Es enthält Provitamin-A als Beta-Karotin. Beta-Karotin ist ein wichtiges Antioxidans und kann im Körper, wie gerade benötigt, in Vitamin A umgewandelt werden. Insbesondere verfügt Spirulina über einen reichhaltigen Karotinoidgehalt, vor allem Beta-Karotin. Das Pro-Vitamin Beta-Karotin gilt als ganz wichtige Vorstufe der Vitamin-A-Synthese. Die Karotinoide werden im menschlichen Organismus gespalten, wobei jeweils 2 Moleküle Retinol (Vitamin A) entstehen. Der Vorgang findet hauptsächlich in der Leber statt. Der damit verbundene zellprotektive Effekt ist für unseren Organismus sehr wichtig, da er in der heutigen Zeit massiven Umweltbelastungen, insbesondere freien Radikalen ausgesetzt ist.
Welch wichtige Funktion dabei der Leber zukommt, wurde schon öfters erwähnt.

Beta-Karotin bekämpft freie Radikale, die Zellwände schädigen und so den Grundstein für eine maligne Entartung legen kön-

Gefäßschema der Leber

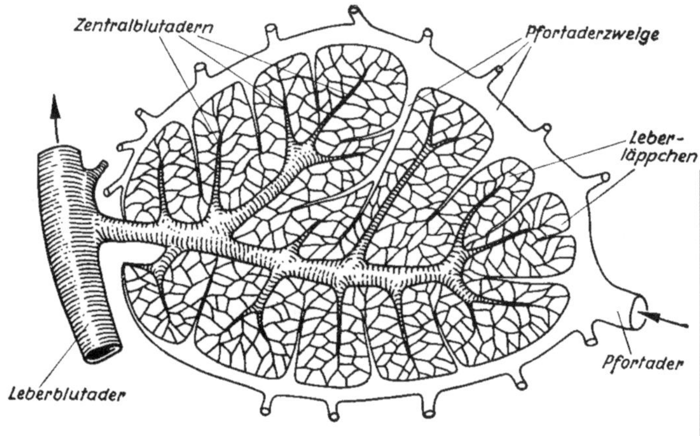

Ausschnitt aus einem Leberläppchen

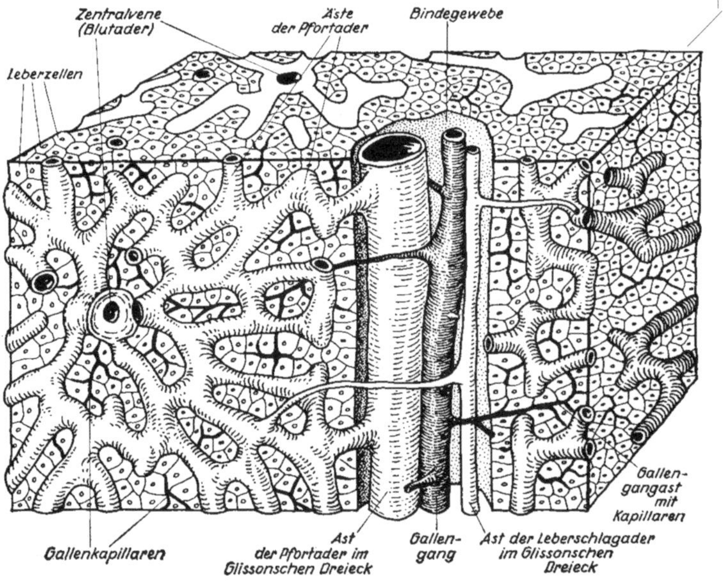

nen. Spirulina enthält auch Vitamin C, Vitamin E, Biotin und die komplette Reihe der B-Vitamine einschließlich Vitamin B 12 (Cobalamin).

Die These, dass Vitamin B12 nur in tierischen Lebensmitteln vorkomme, ist falsch, da es auch von Mikroorganismen im Darm gebildet werden kann. Spirulina ist ebenfalls ein Mikroorganismus und genau wie die Darmbakterien in der Lage, für den Menschen verwertbares Vitamin B12 zu produzieren. In diesem Sinne ist Spirulina auch eine sinnvolle Ergänzung zu vegetarischer Kost.
Spirulina enthält als makromolekulare Naturstoffe verschiedene Mineralstoffe, insbesondere Eisen, reichlich Magnesium, Kalzium (Spirulina liefert mehr Kalzium als Milch), Natrium, Kalium, Phosphor, Zink, Mangan, Kupfer, Chrom und das Antioxidans Selen.

Spirulina ist auch eines der wenigen Nahrungsmittel, außer der Muttermilch und bestimmten Ölen, welches die Gamma-Linolensäure liefert. Sie ist eine Omega-6-Fettsäure und Ausgangssubstanz der Prostaglandinsynthese im Körper. Das Prostaglandin ist in einer Vielzahl von lebenswichtigen Körperfunktionen involviert, wie z.B. die Regulation des Blutdrucks sowie der Cholesterinsynthese. Diese Omega-6-Fettsäure und ihre Metabolite steuern bereits in niedriger Konzentration eine Vielzahl physiologischer, hormoneller und immunologischer Vorgänge. Deshalb ist es möglich, dass Spirulina auch bei Beschwerden des Prämenstruellen Syndroms hormonelle Schwankungen ausgleichen kann.

(Ausführliche Beschreibung in dem Buch : „Heilende Öle“
G. A. Ulmer Verlag, Tuningen)

Die öllösliche Fraktion von Spirulina, Phospholipide und Glykolipide sind in der Lage, das LDL-Cholesterin insbesondere im Serum der Leber abzusenken.

Das natürlich blaue Farbpigment der Spirulina-Alge (Phycocyanin) wurde von japanischen Forschern in klinischen Studien als anregend auf die Lymphozytentätigkeit eingestuft. Eine Steigerung der T-Helferzellen-Produktion konnte nachgewiesen werden. Sie ist ein Indiz für eine Stärkung des Immunsystems. Außerdem wird vermutet, dass dem blauen Farbstoff Phycocyanin eine deutliche Senkung der Konzentration des Harnstoff-Spiegels im Blut und des Serum-Keratin-Spiegels zuzuschreiben ist.

In einer Studie von Becker et al 1986 wurde aufgezeigt, dass die Gabe von 2,8 g Spirulina, 3 x täglich über einen Zeitraum von 4 Wochen, zu einer signifikanten Reduktion des Körpergewichtes in einer ambulanten Versorgung bei übergewichtigen Patienten führte.

Spirulina enthält auch Glykolipide und Sulfolipide und zwar 5-8%, wovon 40% Glykolipide und 2,5% Sulfolipide sind. **Gerade Sulfolipide können in direktem Zusammenhang mit Immunsteigerungseffekten stehen.**

Spirulina enthält auch hohe Eisenkonzentrationen, deren Verfügbarkeit im Vergleich zu Eisensulfat untersucht wurde, wobei man feststellte, dass das „Spirulina-Eisen" leichter absorbiert wurde.

Da Spirulina ein basisches Lebensmittel ist, beschleunigt es den Aufbau von Laktobazillen im Darm und **stabilisiert so eine ge-**

sunde Darmflora. Da ein Großteil des Immunsystems sich im Darm befindet, kann Spirulina bei der Immuntherapie auch eine wichtige Rolle spielen. Die entgiftende und stimulierende Wirkung im Darm nach Einnahme von Algen, kann am Anfang für 2 bis 4 Tage zu einer vermehrten Darmgasbildung führen, da es zu einer Zersetzung schädlicher Bakterien mit resultierender Gasbildung im Darm kommt. Nach dieser kurzen Anpassungsphase funktioniert der Darm häufig besser als je zuvor und die Gasprobleme verschwinden.

Durch den hohen Bestandteil von Chlorophyll ist Spirulina ein natürliches Antiseptikum und kann auch bei Mykose-Patienten, bei Pilzbefall im Darm usw. als Nahrungsergänzung dienen.

Neueste wissenschaftliche Studien aus dem Jahre 1996 zeigten sogar eine Schutzwirkung von Spirulina gegen virale Infektionen. So konnte in mehreren Experimenten gezeigt werden, dass Spirulina die Körperzellen gegen Herpes simplex Virus, Cytomegaieviren, Influenza-A-Viren (Grippevirus), Mumps-Viren, Maserviren und möglicherweise sogar gegen das AIDS-Virus resistent machen könnte.

Diese Studien, die als Forschungsarbeiten im Dana-Farber-Krebs-Institut und an der Harvard Medical School in Boston, Massachusetts durchgeführt wurden, führen zu der Annahme, dass ein Eindringen des Virus in die menschlichen Zellen durch Spirulina unmöglich gemacht wird (siehe Grafik folgende Seite).

Spirulina-Kalzium-Salze verhindern das Ankoppeln der Viren an die Zellmembran und das dann folgende Eindringen in die

Spirulina als Zellschutz

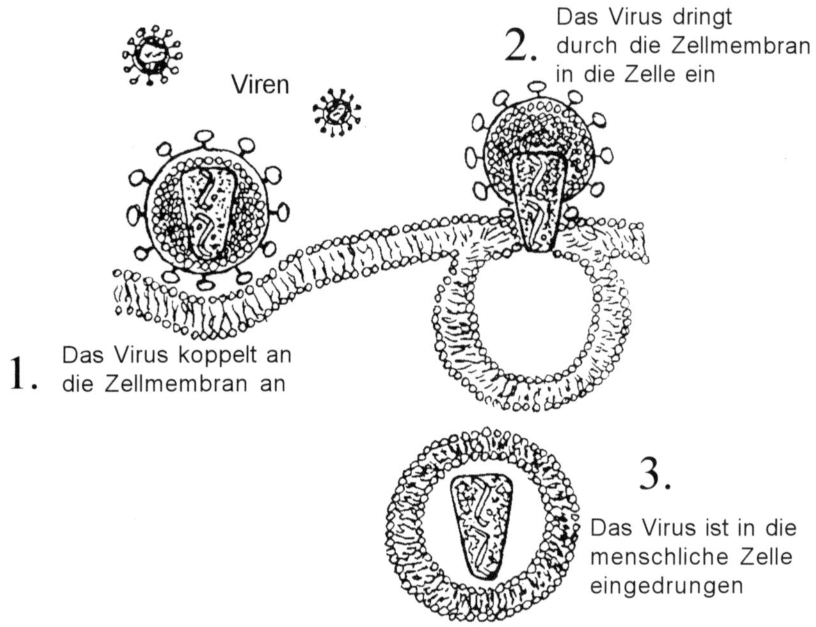

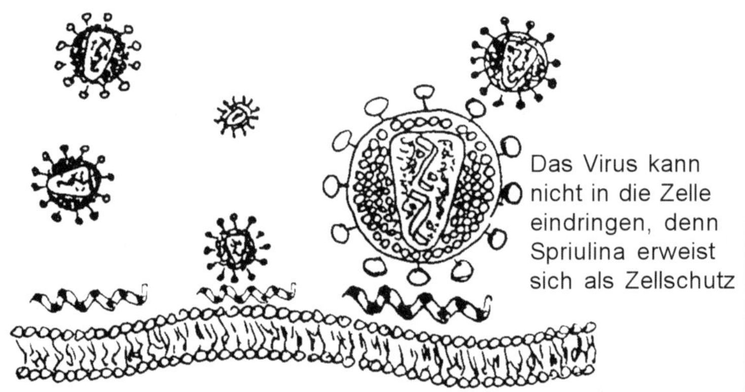

Zelle. Das Virus bleibt also außerhalb der Zelle an den Spirulina Salzen kleben und wird anschließend von der Körperabwehr zerstört. Dies ist möglich, da das Virus nur innerhalb der menschlichen Zelle vor der Zerstörung durch die Körperabwehrstoffe geschützt ist.

So könnte Spirulina zukünftig gegen virale Infektionen, vielleicht sogar gegen AIDS-Viren schützen. Sicher ist jedoch, dass es sich zur Gesundheitsvorsorge gegen Infektionen durch Viren, wie wir sie alljährlich vor allem als Grippe-Infektionen in der kalten Jahreszeit erleben, bestens eignet. Hier bewahrheitet sich aufs neue die Forderung, die schon Hippokrates, der auch der Vater der Medizin genannt wird, vor etwa 2400 Jahren aufstellte: „Eure Nahrungsmittel sollten Heilmittel und eure Heilmittel sollten Nahrungmittel sein."

Auch der Magnesiummangel, der bei Candida-Befall und auch bei Stress-Situationen auftritt, kann durch Spirulina ausgeglichen werden. Es wird empfohlen, bei der Spirulina-Therapie mit ca. 3 Gramm, verteilt über den Tag und während den Mahlzeiten eingenommen, zu beginnen. Diese Dosis kann unbedenklich gesteigert werden. Spirulina gilt auch in größeren Mengen nach langjährigem Gebrauch als absolut unbedenklich.

Viele Menschen leiden an einer Übersäuerung des Blutes. Hier bietet sich Spirulina, das in alkalischen Gewässern mit einem hohen pH-Wert gedeiht, **als wertvoller und wirkungsvoller basischer Gegenpol an, um ein ausgeglichenes Säure-Basen-Gleichgewicht wiederherzustellen.**

Spirulina wertet auch die übrige Nahrung auf und komplettiert so z.B. Vollkornbrot. Durch die übrigen im Brot nicht mehr vorhandenen essentiellen Aminosäuren kann es **zusammen mit Spirulina** zu einem vollwertigen Eiweißlieferanten werden. Auch bei größerem beruflichen oder privaten Stress bietet sich Spirulina durch seinen hohen Magnesiumgehalt an.

Spirulina mobilisiert also die körpereigenen Selbstheilungskräfte, stimuliert auf vielfältige Weise im Zusammenspiel mit einer ausgewogenen Ernährung die körpereigene Immunantwort und trägt zur Wiedergewinnung, Stabilisierung und Förderung der Harmonie des Stoffwechsels bei. Von einer Steigerung der Leistungskraft ist auszugehen. Unerwünschte Nebenwirkungen wurden nicht bekannt.

Bei Spirulina platensis gibt es deutliche Unterschiede in Qualität und Wirkstoffintensität, welche aus den verschiedenen Anbaugebieten sowie unterschiedlichen Verarbeitungsmethoden resultieren. Spirulina, welche aus den Anbaugebieten Asiens, Kaliforniens und aus Hawaii kommt, zeichnet sich durch hohe Qualtität und Stabilität aus, wenngleich sich auch geringe natürliche Schwankungen ergeben können. Z.B. wird die auf Hawai gewonnene „Spirulina pacifica" mit einem aus 700 Meter Meerestiefe kommenden Wasser gespeist. Zudem werden auch spezielle Anbaugebiete gewählt, in denen durch klimatische Bedingungen immer aufsteigende Winde herrschen, um Umweltbelastungen soweit als möglich auszuschließen.

In Kalifornien wird „Spirulina platensis" mit dem reinen Wasser des Colorado Rivers versorgt. Es werden keine chemischen Dünger, Unkrautvernichter oder Schädlingsbekämpfungsmittel eingesetzt. Die Qualität wird von den Züchtern mehrmals am Tag geprüft. Wichtig ist dabei die Qualität des Wassers und eine geringe Umweltverschmutzung im Anbaugebiet. Bei der

Ernte werden die Spirulina-Algen innerhalb weniger Minuten in einen hohen Trockenturm befördert, wo bei 140 Grad Celsius im Sprühtrockner das Wasser schnell verdampft, die Spirulina zu Boden sinkt und schnell in Säcke gesaugt und sofort zugeschweißt wird, damit insbesondere das Beta-Karotin und die Enzyme erhalten bleiben.

In einem besonderen Verfahren werden dann neben dem Pulver mit einem pflanzlichen Bindemittel Dragees und Tabletten hergestellt, bei denen der Nährgehalt zu etwa 94 Prozent erhalten bleibt. Dragees und Tabletten können mit Wasser geschluckt werden (pro Tag 9-10 Dragees). Spirulina-Pulver kann in Getränken untergemischt werden oder auch z.B. über Getreide und Gemüsegerichte gestreut werden. Sehr einfach ist die Einnahme von Spirulina in Form von VEGI-Kaps (vegetarische Kapseln).

Grünalgen - Chlorella

Die Grünalgen haben mit den Blaualgen vieles gemeinsam. Dies bezieht sich vor allem auf Inhaltsstoffe und Wirkung. Trotzdem sollen sie hier noch ausführlich besprochen werden.

Diese Süßwasseralgen bestehen zu mehr als 60 Prozent aus Eiweiß mit sämtlichen essentiellen Aminosäuren, zu 20 Prozent aus Kohlenhydraten und nur zu 11 Prozent aus Fett, davon sind 82 Prozent ungesättigte Fettsäuren. Grünalgen sind wie die Blaualgen eine ausgezeichnete Quelle für DNS (Desoxyribonukleinsäure) und RNS (Ribonukleinsäure), Beta-Karotin und enthalten verhältnismäßig viel Chlorophyll, etwa 4mal soviel wie Spirulina. Es ist die höchste Chlorophyllkonzentration, die je bei einer Pflanze gefunden wurde. Außerdem enthalten sie auch Vitamin C, Pro-Vitamine, Thiamin (B1) Riboflavin (B2), Pyridoxin (B6), Niacin, Pantothensäure, Folsäure, Cyano-kobalamin (B 12), Biotin (Vitamin H) , Cholin, Vitamin K, Lipolsäure, Inositol und Paraminobenzoesäure (B10).

Auch bei den Mineralstoffen findet man Phosphor, Kalium, Magnesium, Eisen, Schwefel, Kalzium, Mangan, Zink, Jod und Kobalt.
Sehr interessant ist der sowohl in den Grünalgen als auch in den Blaualgen vorkommende sogenannte CGF- Faktor (Controlled Grow-Faktor). Es ist nicht ein einzelner Stoff, sondern eine ganze Variation von verschiedenen Substanzen wie Aminosäuren, Peptiden, (z.B. Gluthation) und anderen Proteinen, Vitaminen, Zuckern und Nukleinsäuren, die z.B. mit Substanzen wie Adenosinnukleosid und Cytosinnukleosid verwandt sind. Der Wachstumsfaktor wirkt regenerierend auf das Gewebe und verbessert die Wundheilung und die Immunabwehr.

Durch diese vielfältigen Inhaltsstoffe sind die Grünalgen, wie auch die Blaualgen fähig, das Immunsystem zu aktivieren. Wenn Bakterien, Viren, Chemikalien oder andere fremde Proteine in den Körper eindringen, dann sucht das körpereigene Abwehrsystem aktiv dagegen anzugehen. B-Zellen und T-Zellen kämpfen u.a. gegen Bakterien, gegen Viren und Krebszellen. Die Markophagen, auch Fresszellen genannt, sind dann fähig, die Eindringlinge zu zerstören. Da die Zahl der Markophagen im Körper begrenzt ist, ist auch die Abwehrbereitschaft begrenzt. Als ein natürliches Stimulans der Abwehrzellen im Körper gilt das Interferon.

Das Interferon ist ein Glykoprotein, das in den Zellen nach einer Virusinfektion oder anderen Reizen gebildet wird und bei den anderen Körperzellen antivirale Reaktionen auslöst, die darauf abzielen eine Virusreproduktion zu verhindern. **Die Süßwasseralge steigert die körpereigene Interferonbildung und damit die körpereigene Abwehrreaktion gegen Viren und vorhandene Keime, wie japanische Versuche ergaben.** Eine große Zahl von Studien konnte bestätigen, dass die Mikroalgen in der Lage sind, das Immunsystem durch Stimulation der Markophagen zu stärken und darüber hinaus auch noch die T-Lymphozyten zu aktivieren.

Vermeil und Morin waren die ersten, die beobachteten und bewiesen, dass die Süßwasseralgenzellwand eine Antitumorwirkung besitzt. Ein von der Algenzellwand gebildetes saures Polysaccharid erwies sich innerhalb der wissenschaftlichen Forschungsreihen sowohl in vitro als auch in vivo als wirksames Stimulans der körpereigenen Interferonbildung. Interferon hat außer seiner antiviralen Eigenschaften auch tumorhemmende Wirkungen. Aber auch aus dem Zellinnern konnten wasserlösliche Substanzen mit Antitumoreigenschaften identifiziert werden.

Es ist bekannt, dass Chlorophyll außergewöhnliche antiproteolytische Eigenschaften (Enzyme) besitzt, d.h. es ist speziell wirksam gegen diejenigen Enzyme, die es dem Krebs erlauben, sich im Körper in Form von Metastasen zu vermehren und das Zellgewebe zu zerstören.

Eine mehrmonatige Süßwasseralgeneinnahme stimuliert auch die Regeneration der Darmschleimhaut und stärkt so den Darm, dass es zur Rückbildung chronischer Verstopfung kommen kann. Die Grünalge beeinflusst darüber hinaus die Zusammensetzung der Darmbakterien, indem es die Zahl der natürlich im Darm vorkommenden Bakterien deutlich erhöht, die wiederum krankmachende Bakterien verdrängen. Zudem kann eine mehrmonatige Süßwasseralgen-Kur die Leberentgiftungsfunktion verbessern.

Dr. Angelo kam nach klinischen Studien über Chlorophyll zu folgender Feststellung: „Chlorophyll wird ausgezeichnet vertragen und produziert auch bei mehrmonatiger Anwendung hoher Dosierungen keine nennenswerten Nebenwirkungen. Hypertensive Patienten reagieren regelmäßig mit einem Abfall des Blutdrucks und diese Verbesserung des Blutdrucks wurde allgemein auch mit einem angenehmen (well-being) Gefühl verbunden."

Das Chlorella Research Center (Kyoto/Japan) empfiehlt zur allgemeinen Vorsorge und Gesunderhaltung 15-20 Tabletten pro Tag. Man kann auch Süßwasseralgenpulver mit Wasser oder gemischt mit anderen Säften einnehmen. Am besten werden die Algen auf nüchternen Magen eingenommen.

Es gibt vielversprechende Untersuchungen, die zeigen, dass die Grünalgen einerseits die Infektionsgefahren hemmen und andererseits die körpereigene Abwehr stärken können. Der Cholesterinspiegel konnte gesenkt werden und gleichzeitig konnten Blutgefäße, die sich verhärtet hatten, wieder elastisch werden. **Gerade in der heutigen Zeit der Schadstoffbelastung kommt dem schadstoffbindenden und entgiftenden Effekt des Chlorophylls eine besondere Bedeutung zu.**

Nicht nur die Algen sind wertvolle Chlorophyllträger, sondern auch die Gräser. Die grünen Blätter und Gräser sind unentbehrliche Mittler, welche die für die Menschen zunächst unzugänglichen Rohstoffe aus der Erde und Lichtenergien aus dem Kosmos in eine für unseren Körper verwertbare Form bringen. Alles Leben kommt vom grünen Blatt, deshalb hat es die Schöpfung mit allen Lebens- und Aufbauelementen versehen. Schon im Orient kannte man die medizinische Anwendung von Gräsern. Vor über 30 Jahren begann die amerikanische Ernährungs- und Gesundheitsberaterin Dr. Anna Wigmore mit Weizengrassaft Zivilisationskrankheiten mit ganz erstaunlichem Erfolg, selbst bei Krebspatienten, zu behandeln.

Meeresalgen

Meeresalgen enthalten im Gegensatz zu Binnenwasseralgen weniger Eiweiß, Fett und Kohlenhydrate, dafür aber bis zu 55 Prozent Mineralien und pro kg Algenmasse etwa 180 mg natürliches Jod. Das in den Meeresalgen eingeschlossene Jod wird erst durch den Verdauungsvorgang der Algenteile im Dünndarm langsam herausgelöst und freigesetzt. Aus diesem Grund gibt es bei Meeresalgen keine überschießende Jod-Reaktion.

Zum ersten sind die **Braunalgen,** die lebend geerntet und kalt verarbeitet werden, sehr nährstoffreich. Auch die **Rotalgen**, bzw. Kalkalgen sind reich an Kalzium und Magnesium. Allein mit Magnesium werden nachts über 350 verschiedene Stoffwechselaktionen gesteuert. Die sogenannten **Kieselalgen** (gereinigte Kieselgur) binden vor allem giftige Abfallstoffe im Körper (ähnlich wie Heilerde) und führen sie den Ausscheidungsorganen zu. Sie wirken auch entsäuernd und sind eine gute Magen- und Darmpflege.

Meeresalgen mit ihren vitalstoffreichen Inhaltsstoffen stärken als komplexe Nahrungsergänzung Muskeln, Bänder und Gelenke. Sie sind ein Regenerationsmittel für Magen und Darm und stärken auch das körpereigene Abwehrsystem. Da insbesondere der aktive und arbeitende Mensch Jod für einen gesunden Stoffwechsel benötigt, ist hier eine natürliche Quelle gegeben. Jod geht mit Eiweißkörpern Verbindungen ein und steigert sozusagen die Verbrennung unter Sauerstoffbeteiligung in den Zellen. Es erweitert die feinen Blutgefäße. Dadurch kommt es zu einer besseren Gefäßdurchblutung und zu einer besseren Versorgung der Zellen mit Nährstoffen. Fehlt jedoch Jod in der Nahrung, dann läuft der Stoffwechsel auf Sparflamme. Durch eine einseitige, denaturierte Ernährung kann es bei

Jodmangel auch zu einer starken Vermehrung von Mikroorganismen kommen. Im Körper haben wir einen konstanten Jod-Bestand von etwa 50 Milligramm. Der Tagesbedarf liegt bei etwa 0,15 bis 0,2 Milligramm.

Die Schilddrüse produziert zwei Hormone, das Thyroxin und das Tri-Jod-Thyronin. Ohne Jod kann die Schilddrüse nicht arbeiten. Fehlt Jod, dann versucht die Schilddrüse, diesen Mangel auszugleichen, indem sie das Gewebe vergrößert (Kropfbildung). Sie will dadurch eine erhöhte Schilddrüsenhormonproduktion erreichen. Da die Schilddrüse mit der Hypophyse und dem Hypothalamus zusammenwirkt, können bei unausgeglichener Funktion die Psyche und das seelische Befinden beeinflusst werden.

Spezielle Algen-Tabletten werden aus einer Mischung verschiedener Meeresalgen hergestellt, auch unter Zusatz von Rohrzucker-Melasse und vitalstoffreichen Keimölen und Gewürzen, die ihnen Bekömmlichkeit und Verträglichkeit verleihen. In der Regel werden 3 mal täglich 2 Tabletten empfohlen, die man zwischen den Mahlzeiten einnimmt und anschließend Wasser oder Tee trinkt.

Algen-Feingranulat nehmen Erwachsene täglich 1-2 Teelöffel, die in Naturjoghurt oder Fruchtsaft gerührt oder über Salate gestreut und auch als Brotauflage genommen werden können.

Es wird auch Algen-Schlamm als Lymphsystem-Pflege von außen in Ganzkörperbehandlungen oder zu Umschlägen verwendet. Ebenso auch bei Hautproblemen und rheumatischen Beschwerden. Auf diese Weise können wichtige Vitalstoffe, wie Vitamine, Antioxidantien und Enzyme rasch in die Haut eindringen, diese verjüngen und ihr Spannkraft und Vitalität verleihen.

Weizengrassaft - Die grüne Medizin

Wenn auch in allen Grünpflanzen Chlorophyll gespeichert ist, so ist doch Weizen- und Gerstengras ein geeignetes Grün, das alle gesundheitsfördernden Eigenschaften vereint und das auch zu Hause selbst gezogen werden kann. Obwohl in hoher Konzentration vorhanden, ist Chlorophyll im Weizengrassaft nicht toxisch und kann innerlich ohne Bedenken eingenommen werden. (Von über 4700 bekannten Grasarten ist nicht eine Grasart giftig. Gräser enthalten keine Alkaloide.)

Die vielfältigen, positiven Heilwirkungen des Weizengrassaftes wurden, wie bereits erwähnt, vor allem in USA gemacht und werden jetzt auch bei uns bekannt. Das besonders Wertvolle am Weizengrassaft ist, dass er auch eine geballte Kraft an Vitalstoffen enthält, die regenerierend, reinigend und heilend auf den Körper wirken. Nach dem Urteil eines Biochemikers des Bloomfeld-Labors in New Jersey (USA) „ist Weizengras vermutlich die nährstoffreichste Substanz die wir kennen."

In Hochkonzentrationen enthält Weizengrassaft Mineralien, Spurenelemente, Vitamine, Proteine und sehr viele Enzyme.
Es sind allein 16 verschiedene Vitamine, darunter die Vitamine A, B1, B2, B3, B6, B12, Vitamin C und E, Beta-Karotin, Folsäure, Niacin, Panthotensäure und Cholin; außerdem etwa 90 Mineralstoffe und Spurenelemente, darunter Kalzium, Magnesium, Eisen, Kupfer, Mangan, Zink, Selen, Jod, Kalium usw., auch 19 Aminosäuren, darunter die 9 essentiellen Aminosäuren. Die Katalysatoren der Körperchemie, die Enzyme, sind in frisch-gepresstem Weizengrassaft so reichlich, wie in keinem anderen Lebensmittel enthalten.

Die besondere Wirkung des Weizengrassaftes ist auf das reichlich enthaltene Chlorophyll zurückzuführen, das direkt über die Zellmembrane in Mund, Rachen, Magen und Gedärmen vom Blut aufgenommen wird und die Blutbildung und Blutreinigung fördert. Es sorgt auch für die Sauerstoffversorgung des Blutes und schließt eine Aktivierung des Stoffwechsels und damit eine Stärkung des Immunsystems mit ein. Das von Dr. Kubota in Japan aus dem Weizengrassaft isolierte Enzym P4D1 ist das einzige bekannte natürliche Mittel zur Anregung und Stimulation des DNS-Reparatursystems.

Da Chlorophyll entzündungshemmend wirkt, hilft es bei Allergien und Verdauungsbeschwerden. Außerdem fördert und stabilisiert es auch die Herz- und Kreislauffunktion, normalisiert die Drüsentätigkeit und damit den Hormonhaushalt, regt den Stoffwechsel an und verlangsamt gleichzeitig den Alterungsprozess. Es ist nicht übertrieben, das Chlorophyll als „grüne Medizin" und als „natürliches Lebenselixier" zu bezeichnen.

Innerlich und äußerlich kann Weizengras und Weizengrassaft als Lebensmittel, als Kurmittel, als Heilmittel und als Kosmetikum dienen. Gute Erfahrungen wurden gemacht bei folgenden Leiden: Anämie, Bluthochdruck, Diabetes, Gastritis und Magengeschwüren, Erkrankungen der Bauchspeicheldrüse, Leber- und Gallebeschwerden, Asthma und Erkrankungen der Atemwege, bei Grippe, Nasennebenhöhlenentzündung, Stirnhöhlenvereiterung, Mittelohrentzündung, Verstopfung, Infektionen im Mundbereich, Zahnfleischbluten- und Entzündung, Karies und Paradontose.

Weizengrassaft besitzt außerdem weitere wertvolle Eigenschaften, die wir bei der Betrachtung der chlorophyllhaltigen Algen kennengelernt haben und die hier noch einmal erwähnt werden: Weizengras wirkt auf das Blut alkalisierend. Das heißt, es wirkt der Übersäuerung und der Entstehung von Stoffwechselgiften entgegen. Es reichert die Zahl der roten Blutkörperchen an und sorgt für die Bluterneuerung. Die körpereigene Abwehr wird gestärkt. Weizengras kann dem Blut Giftstoffe und Schwermetallbelastungen entziehen. Es erhöht die Widerstandskraft gegen radioaktive Strahlung, auch gegen gebräuchliche Röntgenstrahlung sowie belastende Erdstrahlen.

Auch in der Hautpflege und Kosmetik lässt sich Weizengrassaft nutzbringend einsetzen, insbesondere zur Haarwäsche, wobei das Haar gefestigt und die Schuppenbildung verhindert wird. Bei Hautkrankheiten, insbesondere bei Ekzemen und Geschwüren, konnten mit in Weizengrassaft getränkten Umschlägen oder Verbänden gute Erfolge erzielt werden. Bei Fußpilz helfen Fußbäder; bei Schuppenflechte und Hautausschlag Trinkkuren mit Weizengrassaft.

Weizengrassaft, der süß und herb schmeckt, wie nach einer frisch gemähten Wiese, wird in der Regel teelöffelweise - 1 bis 2 Teelöffel anfangs sind ausreichend - etwa eine bis mindestens eine halbe Stunde vor dem Essen oder zwei Stunden nach den Mahlzeiten eingenommen. Nach einer Gewöhnungszeit von zwei bis drei Wochen kann die Trinkmenge auf eine halbe Tasse puren Saft gesteigert werden. Auch das Mischen mit anderen frischen Säften oder mit Mineralwasser ist möglich. Mehr als ein halbes Glas von normaler Größe sollte jedoch täglich nicht eingenommen werden, denn der hohe Enzymgehalt könnte sonst Magen und Verdauungsorgane belasten. Bitte beachten Sie, dass die Giftstoffe, welche durch Weizengrassaft gelöst und über den Blutkreislauf zur Ausscheidung gebracht werden, zu Beginn der Kur ein gewisses Unbehagen auslösen können.

Auch das Kauen der Weizengrashalme kann wirksam sein, da das Kauen die Magensäfte zum Fließen bringt. Die ausgekauten Grasfasern sind unverdaulich und werden ausgespuckt. Die frisch gewachsenen Halme können auch wie Schnittlauch feingeschnitten auf Vollkornbrot gegessen, oder auch anderen Speisen beigemischt oder darüber gestreut werden.

Reiner Schmid empfiehlt in seinem Buch: „Weizengrassaft - Medizin für ein neues Zeitalter" folgendes: „Ab dem 13. Lebensmonat erhalten Säuglinge einen Teelöffel Weizengrassaft mit etwas Quellwasser verdünnt. Die Saftmenge kann nach und nach erhöht werden. Weizengrassaft regelmäßig verabreicht, **sichert bei Kindern optimale Blutwerte** und eine gute Kalziumeinlagerung in den Zähnen sowie dem Knochengerüst. Durch die gestärkten Immunkräfte sind Kinder weniger anfällig für Infektions- und Erkältungskrankheiten. Mit Weizengrassaft versorgte Kinder überstehen Kinderkrankheiten viel leichter, ohne kritische Phasen und ohne belastende Folgeschäden.

Überaktive Kinder haben meistens einen höheren Blei- und Phosphatanteil im Blut. (Blei wird über die Atemluft (Autoabgase) oder die Nahrung aufgenommen. Kinder resorbieren bis zu 50 Prozent des in Nahrungsmitteln enthaltenen Bleis, bei Erwachsenen sind es lediglich 5-10 Prozent. Geben Sie Ihren Kindern Weizengrassaft zur Verringerung des Bleigehaltes im Blut. Blei stört auch die Vitamin-D Umwandlung und schädigt das zentrale Nervensystem. Bei Lernschwierigkeiten, Verhaltensstörungen und Störungen der Bewegungsabläufe kann Weizengrassaft ebenso eingesetzt werden wie zur Stärkung der Willenskräfte."

Seit einigen Jahren ist Weizengraspulver erhältlich. Wichtig ist, dass dem Saft bei schonenden Temperaturen (max. 37 Grad

Die eigene Weizengras-Anzucht

1.

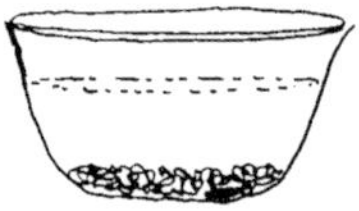

Der Weizen-Samen wird 12-15 Stunden mit der zweifachen Menge Wasser eingeweicht.

2.

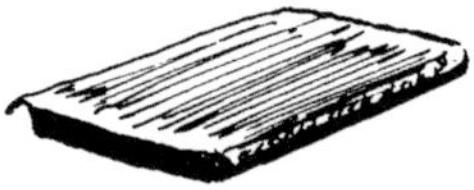

Der eingeweichte Samen wird Korn neben Korn auf dem Boden ausgebreitet (nicht in die Erde gedrückt) und gleichmäßig befeuchtet und mit einer Plastikfolie abgedeckt.

3.

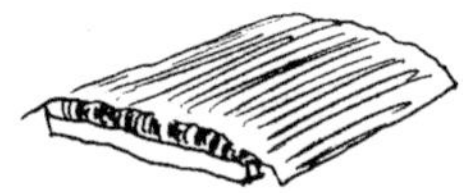

Sobald die Schösslinge das dünne Plastik hochheben, (etwa ab 3 Tagen), werden sie ins Licht gestellt.

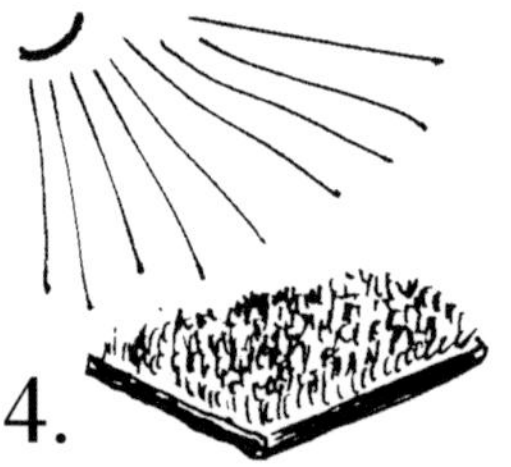

4.

Die Plastikdecke wird entfernt, die Schösslinge werden der Sonne ausgesetzt und nach Bedarf gegossen.

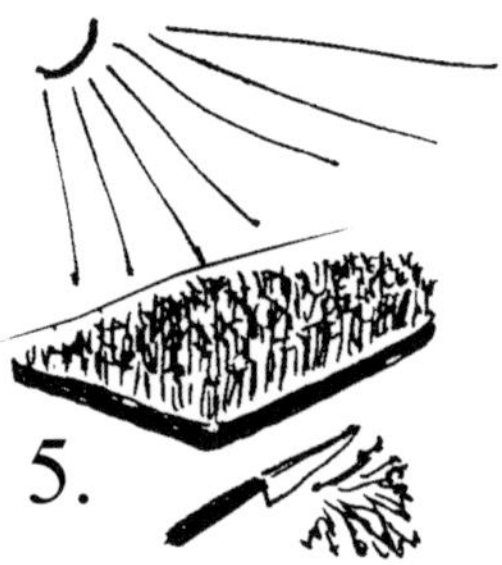

5.

Nach 8 bis 14 Tagen kann mit einem scharfen Messer geerntet werden.

6.

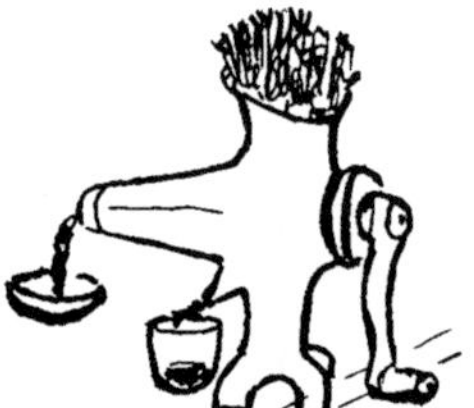

Den Saft in einer Saftpresse auspressen, oder die Schösslinge kauen und die festen Bestandteile entfernen.

Celsius) die Flüssigkeit entzogen wurde. Vorsicht ist geboten, wegen der Qualtitätsunterschiede. Es gibt auch eine Mischung von Weizengras- und Gerstengraspulver im Handel, das die beiden Vorzüge noch vereint. Gersten- und Weizengräser sind in China wichtiger Bestandteil der alljährlich im Frühjahr praktizierten Fasten- und Reinigungskuren.

Die eigene Chlorophyll-Anzucht

Weizengras können Sie zu Hause auch selbst ziehen. Verwenden Sie am besten etwas Waldhumus. Mit jeder Ernte verbessern Sie den Boden. Gekaufte Blumenerde ist meistens durch Erhitzen sterilisiert und deshalb tot und unbrauchbar. Tote Erde bringt keine lebendigen Pflanzen hervor. Chemischer Dünger tötet das Leben im Boden. Regenwürmer, die die Bodenqualität wesentlich verbessern, kann man sich in einer Dose mit Kompost halten.

Zur Anpflanzung eignet sich jeder Behälter, der Ähnlichkeit mit einem Backblech hat; natürlich auch das Backblech selbst. Die Höhe des Erdbodens sollte mindestens 3 cm betragen. Je höher die Erdschicht, desto besser ist der Ertrag. (Wird eine flache Obstkiste verwendet, sollte sie mit Plastikfolie ausgekleidet werden, damit das Wasser nicht ausläuft.)

Die Erde sollte gründlich durchfeuchtet sein und die Weizenkörner, die im Bio-Fachhandel gekauft werden können, sollten mindestens eine Keimfähigkeit von 90 Prozent haben. Sie werden etwa 12-15 Stunden (nicht länger) mit der zweifachen Menge Wasser eingeweicht. Dann werden die aufgeweichten Körner gleichmäßig auf der Oberfläche des Bodens Korn neben Korn, aber nicht übereinander, ausgebreitet (nicht in die

Erde gedrückt) und gleichmäßig mit einem Wäschesprenger befeuchtet, aber keine Pfützen verursachen. Der Behälter wird dann mit einer Frischhaltefolie locker überdeckt, damit die Luft noch Zutritt hat. Mit einem feuchten Küchentuch geht es auch, es muss täglich dann aber angefeuchtet werden. Man lässt die Treibbeete dann 3 Tage im Keller oder an einem halbdunklen Ort stehen.

Wenn das Gras ungefähr 4 cm hoch ist, wird die Folie entfernt, die Erde wieder angefeuchtet und an die sonnigste Stelle im Haus gestellt; am besten an ein Fenster, das von der Sonne beschienen wird, damit die Sonnenenergie im Weizengras gespeichert werden kann. Man gießt Wasser nach, wenn es nötig wird, aber nicht zuviel.

In 7 - 14 Tagen, je nach Temperatur, Bodenbeschaffenheit und Lichteinfall, wird das Gras ungefähr 15 - 18 cm hoch sein und kann mit einem scharfen Messer oder einer Schere geerntet werden. Wird die ganze Pflanze geerntet, zieht man das Gras, möglichst frisch und nach Bedarf, aus dem Boden, da das bei der Lagerung geerntete Gras im Kühlschrank an Nährwert verliert. Die Ernte sollte zwischen dem 7. und 14. Tag liegen. Ernten Sie nur einmal, auch wenn das Weizengras kräftig nachwächst, es ist dann nicht mehr genügend Energie im Weizengras gespeichert.

Wenn sich die Grasspitzen gelb färben, findet aufgrund von Nährstoffmangel ein Abbauprozess statt. Entweder müssen Sie mehr Erde verwenden oder frühzeitiger ernten. Im Garten ausgesät kann Weizengras nach 30 Tagen geerntet werden. Entwickelt sich Mehltau an den Wurzelansätzen, hat dies keinen Einfluss auf die Qualität, sollte aber vor dem Kauen oder Saften abgewaschen werden.

Nach dem Ernten wird die Erde wieder für die neue Saat hergerichtet. Bei jeder achten Pflanzung kann eine Handvoll Seetangdünger hineingemischt und die Oberfläche des Bodens leicht mit Kalk bestreut werden.

Das Weizengras kann auch ohne Erde, mit einer Nährlösung gezogen werden. Dann legt man auf das Backblech zwei Schichten Watte, Papier oder frischgewaschene Durchseihtücher. Die Unterlage wird mit Wasser durchtränkt (genau wie die Erde, also ohne Pfützen.) Die eingeweichten Körner bilden auch hier nur eine dichte Schicht. Das Treibbeet wird mit Plastikfolie zugedeckt und an einen warmen Ort (21 bis 27 Grad Celsius) gestellt. Sehen Sie am Tag einmal nach und fügen Sie Wasser hinzu, damit die Unterlage feucht bleibt. Am 4. Tag wird die Folie entfernt und das Gras kann dann 8 - 15 Tage lang wachsen. Es wird geerntet, wie bereits angegeben.
Auf diese Weise können auch Luzerne, Buchweizen und Sonnenblumen gezogen werden. Im Handel gibt es auch Weizengras-Keramik-Keimgeräte, in denen Sie das kostbare Grün nur mit Wasser züchten können.

Bei Eigenanbau kann kein gewöhnlicher Entsafter verwendet werden. Es wird eine spezielle Weizengraspresse benötigt. Diese ist jedoch eine lohnenswerte Anschaffung. Der Weizengrasentsafter trennt den Saft von den unverdaulichen Fasern. Mit einem Weizengrasentsafter können Sie gleichzeitig auch Keimlinge und rohes Gemüse für Mixgetränke zu Saft verarbeiten. Zum Entsaften soll kein sogenanntes Mixgerät verwendet werden, da die schnell drehenden Messer das Chlorophyll oxidieren lassen.

Der frisch gepresste Weizengrassaft ist leicht verderblich und muss umgehend getrunken werden.

Grüner Gerstengras-Extrakt

Ein japanischer Pharmakologe, Mediziner und Direktor der „Japan Health Food Accociation", Dr. Hagiwara, testete den Nährwert von über 150 Pflanzen. Letztendlich wählte er die Halme der jungen Gerste aus, da diese bei ihm die besten Resultate zeigten. Bereits 7000 v. Chr. wurde schon Gerste kultiviert. Gerste spielte auch in der Heilküche der Sumerer eine große Rolle.

Leider bestehen die jungen Gestenhalme zu einem Großteil aus Fasern, die die Nährstoffe umhüllen. Damit die Nährstoffe aber aufgenommen und verarbeitet werden können, muss die Hülle des Grases durchdrungen werden. Nach jahrelangen Forschungen ist es gelungen, junges Gerstengras zum Zeitpunkt seines höchsten Nähr- und Wirkstoffgehaltes zu ernten und zu pressen. Der frische Saft wird sekundenschnell, d.h. in 3 Sekunden sprühgetrocknet. Es entsteht ein blassgrünes, energiespendendes, nährstoffreiches Pulver. Der Trockenvorgang erfolgt bis maximal Körpertemperatur, so dass die biologische Aktivität der Nähr- und Wirkstoffe voll und dauerhaft erhalten bleibt. Gleichzeitig findet durch den Wasserentzug und die Faserabspaltung eine starke Konzentration statt. Weil grüner Gerstengras-Extrakt keine Grasfasern enthält, ist er außerordentlich leicht verdaulich und kann vom Körper verwertet werden.

Die reichlichen Vitamine und Mineralstoffe sind - wie im Weizengrassaft - so auch im Gerstengras-Extrakt in einem ausgewogenen Verhältnis zueinander vorhanden. Besonders bemerkenswert ist der hohe Kaliumgehalt im Gerstengras-Extrakt, der sich günstig bei Herzbeschwerden auswirkt. Außerdem ist Grüner Gerstengras-Extrakt äußerst wirksam bei der Bekämp-

fung der freien Radikale und der Peroxide, denn er enthält in hohem Maße das Enzym Superoxid Dismutase (SOD), das freie Radikale zerstört, nach der Gleichung:
$2\ O_2^- + 2\ H^+ \rightarrow H_2O_2 + O_2$. Das dabei entstehende H_2O_2 (Wasserstoffperoxid) kann zerfallen zu Wasser und molekularem Sauerstoff oder es kann ebenfalls enzymatisch abgebaut werden.

Da durch moderne Herstellungsprozesse z.B. durch Einfrieren, Erhitzen, Dosenkonservierung, Trocknen unserer Nahrungsmittel viele lebende Enzyme zerstört werden (alle Enzyme sind ab 42 Grad zerstört), benötigt unser Körper dringend aktive Enzyme. Viele biochemische Reaktionen im menschlichen Körper, wie das Speichern und Abgeben von Energie, die Verdauung, das Atmen, der Blutkreislauf, unsere Gehirntätigkeit und viele andere Funktionen wären ohne Enzyme unmöglich.

Zusätzlich zu den vielen antioxidativen Enzymen beinhaltet der Gerstengras-Extrakt auch ein Enzym, genannt 2-0-Glykosylisovitexin (2-0-GIV). Es ist ein äußerst wirkungsvolles Oxidans. 2-0-GIV verhindert die Peroxidbildung in unseren Zellen.

Außerdem finden sich im Grünen Gerstengras-Extrakt viele Flavonoide, die Vitaminbegleitstoffe sind. Sie verstärken die Wirkung von Vitamin C auf das zwanzigfache und Vitamin E auf das fünfzigfache (nach Dr. John Finnegan, Malibu). Als Gehirnzellenschutz tragen Flavonoide zur Erhaltung der Gedächtnisfunktion bei und verhindern vorzeitiges Altern.

Grüner Gerstengras-Extrakt kann - wie Weizengrassaft - helfen bei Bluthochdruck, der oft durch eine Verengung der Blutgefäße, bedingt durch Cholesterin, ausgelöst wird. Bei hohem Cholesterinspiegel kann insbesondere das 2-0-GIV Antioxidans den

Cholesterinspiegel und die Bildung von Blutgerinnseln senken. Er kann also sowohl zur Vorbeugung, als auch zur Heilung von Herzkrankheiten dienen. Eine bestimmte Substanz aus dem Gerstengras-Extrakt, nämlich Beta Sitosterol, wird zur Zeit schon in Japan zur Behandlung von Patienten mit hohem Cholesterinspiegel verwendet.

Grüner Gerstengras-Extrakt ist auch reich an Substanzen, die die Zersetzung von Lipoproteinen, einem wesentlichen Bestandteil der Blutgefäße, verhindern. So behalten die Blutgefäße ihre Elastizität, was dem Alterungsprozess entgegenwirkt.

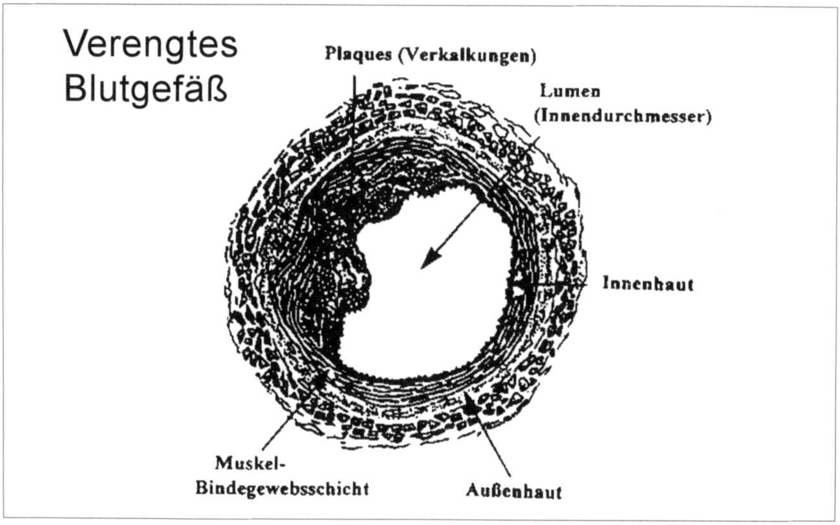

Außerdem enthält Gerstensaft ein Enzym, das als Peroxidase bekannt ist. Dieses Enzym kann krebserregende Substanzen unschädlich machen und deren Entstehung verhindern. Zusammen mit den verschiedenen Antioxidantien im Gerstengras-Extrakt wie Vitamin A, Vitamin E und Verschiedene Flavonoide und dem Enzym 2-0-GIV reagiert es, um Peroxide zu reduzieren und wirkt gegen Oxidation und gegen freie Radikale.

Grüner Gerstengras-Extrakt ist auch wirksam bei Diabetes, denn er verhindert, dass die Venen erhärten und verbessert die Blutzirkulation. Außerdem wirkt er in ähnlicher Weise wie Insulin. Er ist auch äußerst wirksam bei der Behandlung von Bauchspeicheldrüsenentzündung (Pankreatitis). Grüner Gerstengras-Extrakt wird von japanischen Medizinern bereits bei Pankreatitis verwendet. Prof. Kubota, Tokio hat im Gerstenextrakt entzündungshemmende Wirkstoffe festgestellt.

Außerdem kann durch Einnahme von Grünem Gerstengras-Extrakt eine verbesserte Leberfunktion erreicht werden. Diese Wirkung wird vor allem auf die hohen Anteile an Cholin und Kalium zurückgeführt. Cholin wirkt fettabbauend in der Leber und Kalium wird für diese gesunde Leberfunktion benötigt. Folglich verbessern die ausgewogenen Wirkstoffe im Grünen Gerstengras-Extrakt erheblich die Leberfunktionen.

Die Enzyme im Grünen Gerstengras-Extrakt helfen auch der Verdauung. Das vorhandene Chlorophyll kann Magengeschwüre heilen, indem die Bildung von neuem Gewebe in der Magenschleimhaut angeregt wird. Auch bei Allergien kann Grüner Gerstengras-Extrakt, wie alle chloropyllhaltigen Produkte, eine große Hilfe sein, da Allergien durch eine Azidose (Übersäuerung des Körpers) begünstigt werden. Hier ist natürlich auch eine Änderung der Ernährungsweise angebracht, insbesondere sollte viel Rohkost Verwendung finden. Die Einnahme von Grünem Gerstengras-Extrakt kann die Zellfunktionen wieder normalisieren und den Übersäuerungszustand der Gewebe reduzieren und abbauen.

Grüner Gerstengras-Extrakt ist auch äußerst wirksam gegen Mund- sowie Körper- und Achselgeruch. Gerade die desodorierenden Wirkungen des Chlorophylls kommen hier besonders zum Tragen. Chlorophyll wird ja auch Produkten zugesetzt, die bei Körpergeruch helfen sollen.

Durch die Aktivierung des Stoffwechsels durch Grünen Gerstengras-Extrakt, wird auch die Haut verjüngt. Gerade das Enzym SOD und viele Vitamine verleihen der Haut ein jugendliches Aussehen.

Der Grüne Gerstengras-Extrakt wird unter verschiedenen Markennamen im Handel angeboten. Er darf aber nicht in heißem Wasser aufgelöst werden, da sonst die Inhaltsstoffe ihre enzymatischen Wirkungen verlieren. Das grüne Pulver sollte in Wasser oder Saft aufgelöst und ganz langsam getrunken werden. Am besten ist es, wenn Sie das Pulver für einige Sekunden im Mund behalten und es dann schlucken. Natürlich kann das Pulver auch direkt eingenommen werden.

Empfohlene Dosis:
Für Erwachsene tägl. 2-3 Teelöffel Grüner Gerstengras-Extrakt,
für Kinder tägl. 1 Teelöffel Grüner Gerstengras-Extrakt.
Wird der Gerstengras-Extrakt in Tablettenform eingenommen, empfiehlt sich folgende Dosis:
Für Erwachsene 2-3mal tägl. jeweils 8 Tabletten,
für Kinder 1mal tägl. 8 Tabletten.

Keime und Sprossen als Chlorophyll-Nahrung

Neben den verschiedenen Algenprodukten, dem Weizengrassaft und dem Grünen Gerstengras-Extrakt, bieten sich auch spezielle Chlorophyllträger wie Keime und Sprossen als Zusatznahrung zur täglichen Kost an. Bei den Hunzas im nördlichen Indien, die für ihre robuste Gesundheit und Langlebigkeit bekannt sind, spielt gekeimtes Getreide eine zentrale Rolle in der Ernährung. Besonders im kalten Winter im Himalajagebirge liefern ihnen Keime und Sprossen alle wesentlichen Nährstoffe.

Seit langer Zeit werden insbesondere in Asien Keime und Sprossen auch als Heilmittel verwendet. Im New Age Magazin, vom Februar 1979 wurde berichtet, dass drei Ärzte der Universität von Texas feststellten, dass hohe Chlorophyllkonzentrationen in den verschiedenen Getreidesprossen die zellverändernde Wirkung der bekannten schädlichen Chemikalien hemmen können. Die Forscher sagten, dass die Wirkungen erbgutschädigender Chemikalien im Organismus durch gleichzeitige Hinzufügung von Sprossenauszügen zu 99 Prozent ausgeglichen werden könnten.

Aufgrund ihres Basenreichtums, ihres wertvollen Mineralstoff- und Vitamingehalts und ihrer hohen Enzymaktivität können die Keimlinge zum Säure-Basen-Ausgleich beitragen und sind so im vorbeugenden Sinne eine ausgesprochene Antikrebsdiät. Durch ihren hohen Kalziumgehalt, insbesondere bei Alfalfa, Buchweizen, Sesam und anderen, können sie auch helfen, Osteoporose zu verhüten und zu deren Regenerierung beizutragen.

Auch das Vitamin B12, von dem behauptet wird, dass es sich nur in tierischen Lebensmitteln befinde, ist in Linsen, Mungobohnen und besonders reichlich in Alfalfasprossen enthalten. Keimlinge gleichen auch spezielle Mangelzustände von Vitamin D, Vitamin E, von Eisen und Zink aus und tragen zur Elastizität und Vitalität des Bindegewebes bei.

Da es für uns immer schwieriger wird, den Speisenplan mit lebendiger Vollwertnahrung zu gestalten, bieten sich hierfür Keimlinge und Sprossen mit ihrem hohen Chlorophyllgehalt an. Sie enthalten reichlich Vitamine, vor allem Vitamin A, die B-Vitamine, Vitamine C und E sowie Lezithin, Phytohormone, bedeutende Enzyme, die als Katalysatoren in den Stoffwechsel eingreifen und den Auf- und Abbau der Nahrung fördern und regulieren.

Auch Keime bieten lebenswichtige Aminosäuren, wertvolle Mineralstoffe und Spurenelemente, wie Magnesium, Phosphor, Zink, Eisen, Kalzium und Kalium, ebenso auch Ballaststoffe. Ganze Konzentrate von Wirkstoffen liegen bereit, denn Keimlinge und Sprossen zählen zur wirkstoffreichen Rohkost und stellen eine sehr wertvolle Ergänzung zu gekochten Speisen dar, die immer arm an Enzymen sind, denn Enzyme werden bereits, wie schon erwähnt wurde, bei etwa 47 Grad Celsius inaktiviert.

Als besonders wertvolle Keimlinge gelten neben den Mungobohnen die Alfalfa (Luzerne) - Keimlinge, die alle wichtigen Vitamine und auch noch in größeren Mengen seltene Vitamine, wie Vitamin D, G, K1 (Phytomenadion) und, wie alle Sprossen, reichlich Chlorophyll enthalten. Eine halbe Tasse dieser Sprossen enthält soviel Vitamin C, wie 6 Tassen Orangensaft. Man kann sagen, dass alle Bestandteile der Samen durch den

Keimprozess in eine Form überführt werden, in der sie besonders leicht über Magen und Darm in die Blutbahn übernommen werden können, um hier ihre aufbauende Kraft zu entwickeln.

Jeder Samen birgt einen Keim in sich - beim Getreide kann man ihn mit bloßem Auge sehen - aus dem der Keimling wächst und sich die neue Pflanze bildet. Auch Keime und Sprossen können auf gleiche Weise wie das Weizengras zu Hause gezogen werden. Das Keimen von Pflanzensamen kann ohne Schwierigkeit in der Küche oder Wohnung vorgenommen werden.

Etwas Wasser, Luft und Wärme und schon beginnt der Keimprozess. Das zuerst trockene Samenkorn nimmt Wasser auf, bis es sein Gewicht etwa verzehnfacht hat. Deshalb müssen viele Samen einige Stunden in Wasser eingeweicht werden. Dann platzt die Schale auf, die Pflanze wächst und entwickelt sich. Es läuft eine genau vorprogrammierte Kette von Reaktionen ab, die die Lebensvorgänge des Samens in Gang setzt. Phytohormone (insbesondere Giberellinsäure) werden im Keim synthetisiert, die wiederum die Synthese wirksamer Enzyme stimulieren. Durch diese werden die Hauptnährstoffe (Kohlenhydrate, Fette, Proteine) in ihre einzelnen Bestandteile zerlegt. Außerdem steigt dadurch der Vitamingehalt. Durch die Enzymsynthese wird neues Pflanzengewebe aufgebaut und die Mineralstoffe werden in eine andere molekulare Form gebunden, so dass sie besser verfügbar sind.

Zunächst wächst die Keimwurzel aus, später der Spross. In dieser Zeit zehrt die Pflanze von ihrem Nährstoffreservoir im Samen, sie ist ein eigentlicher Keimling. Die Samenanlage, die

die gesamte Geninformation der späteren Pflanze enthält, ist besonders reich an Fetten, Mineralstoffen und Proteinen. Erst wenn sich die ersten grünen Blätter bilden, können die Jungpflanzen das Sonnenlicht zu ihrer Ernährung nutzen. Ab diesem Stadium werden sie in der Küchenpraxis als Sprossen oder Grünkraut bezeichnet.

Sprossen sind überaus hochwertige Lebensmittel, die den Körper mit allen notwendigen Vitalstoffen versorgen und Mangelerscheinungen ausgleichen können. Sie sollten in keiner verantwortungs- und gesundheitsbewussten Küche mehr fehlen.

Reiner Schmid aus München schreibt in seinem Buch „Zuhause selber keimen“: „Sobald das Samenkorn zu keimen beginnt, tritt ein gewaltiger enzymatischer Umwandlungsprozess in Gang, der in späteren Wachstumsphasen nie wieder erreicht wird. Der Vitamin C-Gehalt steigert sich um bis zu 270 Prozent. Vitamin E, das Verjüngungs- und Fruchtbarkeitsvitamin, erhöht sich um ca. 300 Prozent. Selbst das zur Blutbildung notwendige Vitamin B12, von dem man früher glaubte, es befinde sich nur in tierischen Nahrungsmitteln, ist in vielen Keimlingen enthalten. Alfalfasprossen enthalten 50 Prozent mehr Vitamin C als Kopfsalat.

Während des Keimvorganges verbinden sich Mineralien zu organischen Komplexen, die vom Organismus besonders leicht aufgenommen werden. Stärke wird zu Malzzucker umgewandelt und steht als schneller Energiespender zur Verfügung. (Deshalb schmecken manche Keimlinge süß, wie z.B. die des Weizens.) Durch den Genuss von Keimlingen wird die Zunahme der milchsäurebildenden Bakterien gefördert, die ihrerseits ein gesundes Darmmilieu schaffen und dadurch den Stoffwechsel unterstützen.“

Die reichlich in den Sprossen und Keimen enthaltenen Enzyme können im Magen und Darm ihre Tätigkeit fortsetzen, die Darmflora dabei entgiften und im Mastdarm ein gesundes Milieu für die erwünschten Milchsäurebakterien bilden.
Sprossen sind die Art von Nahrung, die die Energie haben, Zellen bei der Neubildung zu unterstützen und die gleichzeitig keine Schadstoffe mit in den Organismus bringen.

Aus Gründen der Gesundheit sollten wir täglich einige Sprossen zu uns nehmen. So können wir unseren Vitamin- und Mineralstoffbedarf auch im Winter gut decken und Vitamintabletten werden völlig überflüssig. Insbesondere ältere Menschen profitieren von dem verstärkten Gehalt an Enzymen in Sprossen und Keimen, denn mit zunehmendem Alter verringert sich die Fähigkeit des menschlichen Körpers, Enzyme aufzubauen. Unser Körper ist aber auf die von der Nahrung übermittelten Enzyme, also auf die Steuerungshilfen, angewiesen. Die von den Pflanzen stammenden Phytofermente, die in der jungen, treibenden Pflanze oder einer Frucht sich entfaltet haben, sichern, als Frischkost genossen, unserem Körper die richtige Drüsenfunktion und eine gute Verdauung.
Keimlinge und Sprossen bringen interessante Akzente auf den Tisch. Besonders beliebt sind frische Sprossen in verschiedenen Salaten. Sie liefern Würze fürs Butterbrot, für pikante Quarkspeisen, oder für verschiedene frische Köstlichkeiten. Sie eignen sich zudem zum Würzen und Abrunden vieler Gerichte. Milde Getreidekeimlinge passen auch zum Müsli oder zur Nachspeise.

Rohe Keimlinge können ohne Bedenken verzehrt werden. In manchen Samen, wie z.B. in Getreide und Hülsenfrüchten, ist die sogenannte Phytinsäure enthalten. Diese phosphorhaltige Säure vermindert die Aufnahme von Eiweiß und Mineralstoffen, wird jedoch durch den Keimprozess weitgehend abgebaut.

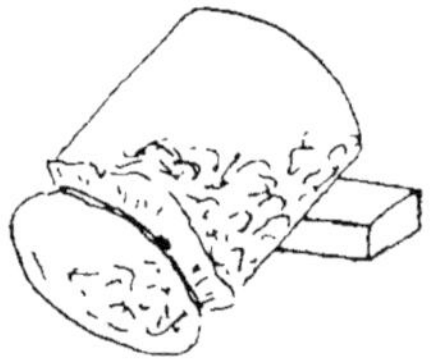

Keimglas schräg stellen, damit
das Wasser abfliessen kann

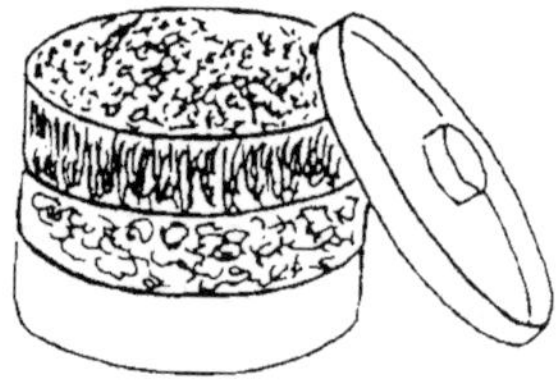

Keimgerät aus Kunststoff

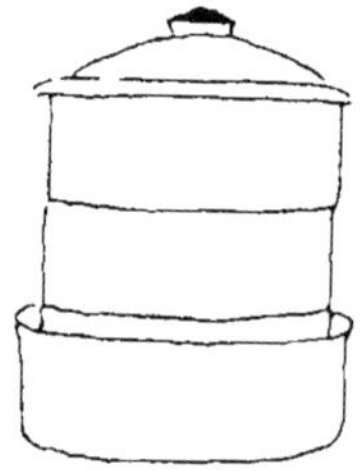

Keimgerät aus gebranntem Ton

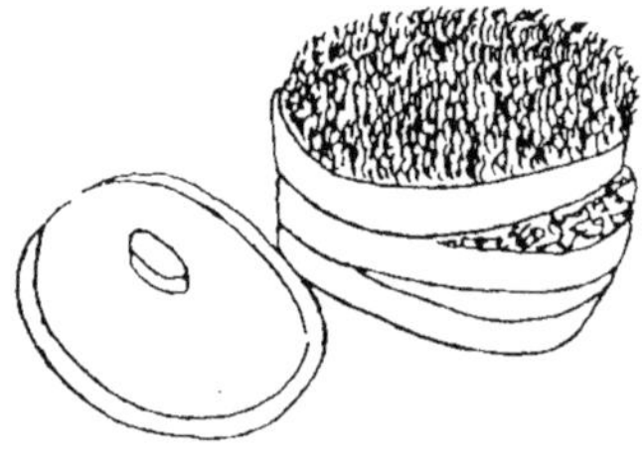

Der ovale Keimer aus Keramik

Sprossen und Keime selber ziehen

Mit dem Keimen können Sie sich zu Hause als Gesundheits-Gärtner fühlen und zu jeder Jahreszeit, ganz besonders aber im Winter, etwas Frisches und ernährungsphysiologisch Hochwertiges auf den Tisch bringen. Sie haben so ihr eigenes, ökologisch angebautes Frischgemüse auf der Fensterbank. Die Handhabung ist denkbar einfach. Sie brauchen dazu nur etwas Interesse, Disziplin und Ausdauer.

Zuerst benötigen Sie die geeigneten Samen. Diese müssen unverletzt und voll keimfähig sein, am besten also Bio-Samen verwenden. Auf keinen Fall sollten sie bestrahlt oder in irgendeiner Weise chemisch behandelt sein. Bei normaler Zimmertemperatur - zwischen 18 und 22 Grad - keimen und wachsen Sprossen am besten; allerdings benötigen sie hierzu genügend Feuchtigkeit.

Für den Anfang genügen flache Glasschalen (Dessertschalen) oder Konfitüregläser mit weiter Öffnung, Gardinentuch, Gummiringe und ein großes, feinmaschiges Küchensieb. Es gibt auch im Handel sogenannte Keimgeräte aus Kunststoff, aus Keramik und aus gebranntem Ton. Alle Keimgeräte haben den Vorteil, dass mehrere Schalen übereinander gestapelt werden können, in denen das Wasser durchläuft und hiermit auf geringstem Raum die größte Ernte erzielt wird.

Keimgeräte aus Kunststoff sind lichtdurchlässig und besonders gut für grünende Sprossen geeignet. In Keimgeräten aus Ton wird ein natürliches Bodenklima geschaffen, sie eignen sich insbesondere für alle Keimlinge, die immer Dunkelheit benötigen (wie im Erdboden), also Keimlinge von Hülsenfrüchten und Getreidesamen. Außerdem gibt es ovale Keimer aus Keramik mit hartgebrannter Glasur. Die Keimfläche ist größer und deshalb besonders geeignet für Alfalfa, Kresse, Sonnenblumenkerne, Rettich usw. Alle Keimgeräte müssen sehr sauber gehalten werden und sollten in etwa 10-14tägigem Rhythmus ausgekocht werden.

Bevor sie beginnen, sollten Sie das Keimgut von beschädigten und fremden Samen sowie Steinchen befreien und zunächst in Wasser etwa 4 bis 6 Stunden einweichen. Getreide und Hülsenfrüchte brauchen jedoch 12 Stunden. Die Samen können auch grundsätzlich über Nacht eingeweicht werden. Wenn das Leitungswasser nicht gut genug ist (insbesondere für Sojabohnen), sollten Sie Quell- oder Mineralwasser nehmen. Das Wasser kann man evtl. zu einer Suppe verwenden. Am nächsten Morgen wird das Einweichwasser abgegossen, und die Samen werden mit lauwarmem Wasser gut durchgespült; danach völlig abtropfen lassen.

Die Samen werden dann in ein größeres Glas mit möglichst breiter Öffnung gefüllt und mit Gaze oder einem Tuch verschlossen. Das Glas sollten Sie kopfüber oder schräg aufstellen, damit das Restwasser abfließen und Luft einströmen kann. Manche Samen, z.B. einige Hülsenfrüchte, benötigen zum Keimen Dunkelheit, dann decken Sie das Glas am besten mit einem Geschirrhandtuch ab. Am Abend werden die Samen wieder gespült. Dieses muss sich alle 12 Stunden wiederholen, denn dabei wird den Keimlingen Wasser für ihr Wachstum geliefert und das bei der Pflanzenatmung entstehende Kohlendioxid entfernt.

Sauberkeit ist oberstes Gebot, denn auch Bakterien und Schimmel entwickeln sich unter Keimbedingungen gut. Häufiges Spülen verhindert auch Schimmelpilzbesatz. Nur durch vollständiges Abgießen des Spülwassers kann die benötigte Sauerstoffzufuhr gewährleistet werden. Auf keinen Fall darf eine Staunässe entstehen.

Damit die Samen und späteren Pflänzchen auch „atmen" können, sollten sie nicht zu dicht und nach Möglichkeit auch nicht übereinander liegen. Bei fortschreitender Keimdauer kann nach der Entwicklung der ersten grünen Blättchen die Qualität durch Lichteinwirkung noch entscheidend verbessert werden, da die Photosynthese beginnt. Keimlinge, die zur Chlorophyllanreicherung grünen sollen, dürfen die letzten zwei Keimtage indirektem Sonnenlicht ausgesetzt werden.

Die Ernte beginnt am 3., 4. oder 5. Tag. Sie können die Sprossen nach der Ernte auch im Kühlschrank aufbewahren, wobei zu beachten ist, dass die Vitalwerte nach dem 12. Tag verlorengehen.

Welche Samen eignen sich zum Keimen? Grundsätzlich ist es möglich, beinahe alle Samen als Keimlinge zu genießen. Eine Ausnahme bilden allerdings Nachtschattengewächse wie Tomaten, Peperoni, Auberginen und Kartoffeln. Sie enthalten das giftige Solanin. Nicht geeignet sind auch Bohnensamen, ausgenommen Mungobohnen und Adzukubohnen. Am besten beginnen Sie bei der Sprossenzucht zuerst mit Kresse, Leinsamen, Rettich oder Senf in flachen Schalen. Als besonders schmackhaft gelten Senf- und Leinsamensprossen, Keimlinge von Alfalfa (Luzerne), Bockshornklee, Sonnenblumen, Sesam, Kichererbsen, grüne Linsen und verschiedene Getreide.

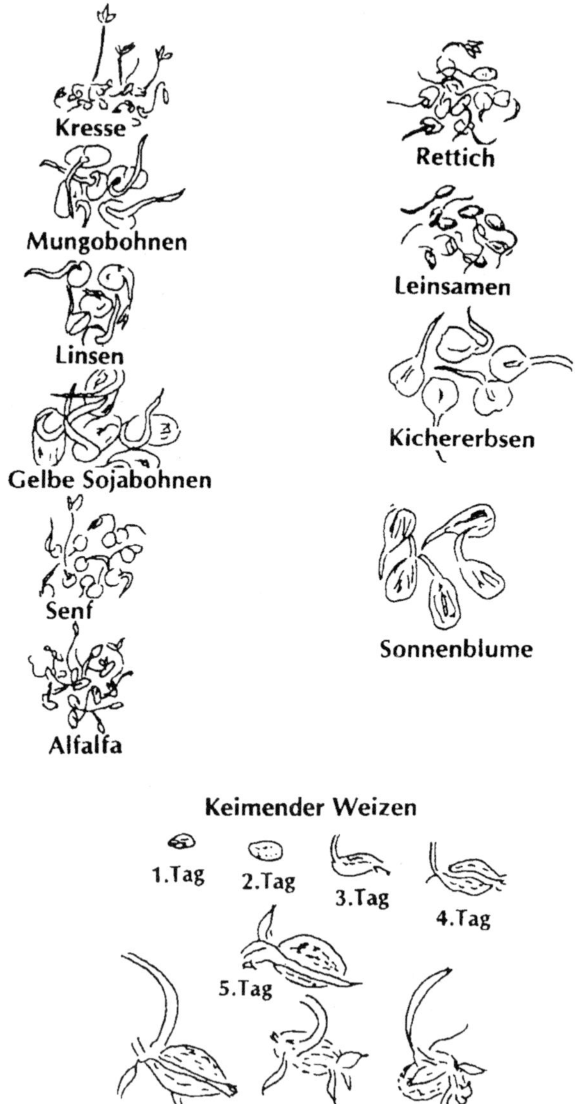
Kresse
Rettich
Mungobohnen
Leinsamen
Linsen
Kichererbsen
Gelbe Sojabohnen
Senf
Sonnenblume
Alfalfa
Keimender Weizen
1.Tag
2.Tag
3.Tag
4.Tag
5.Tag
6.Tag
7.Tag
8.Tag

In der folgenden Aufzählung der Keimsamen wird zur besseren Orientierung die **Einweichzeit** mit „**E** = Stunden" und die **Keimdauer** mit „**K** = Tage" angegeben. Besondere Ausnahmen sind extra vermerkt. Die wichtigsten und am meisten gebräuchlichen Samen zur Keimung sind folgende:

HÜLSENFRÜCHTE:

Kichererbse: E = 12-15 Std., K = 3 Tg., im Dunkeln.
Möglichst verzehren, solange sie jung sind.
Linse: E = 8 Std., K = 3-4 Tg.
Sehr gut zu sprießen, mit mildem Geschmack. 3 x tägl. wässern.
Adzukibohne (Rote Sojabohne): E = 18 Std., K = 4 Tg. Stammt aus Japan.
Mungobohne: (auch grüne Soja genannt) E = 15 Std., K = 3-4 Tg., im Dunkeln. Beim Verzehr größerer Mengen die grünen Schalen mit einem Wasserstrahl entfernen.

GETREIDESAMEN

Weizen: E = 8-12 Std., K = 2-3 Tg. Sehr gut zu sprießen.
Ideale Gehirn- und Heilnahrung.
Dinkel: E = 12 Std., K = 3-4 Tg.
Aufbau- und Heilnahrung.
Hafer: E = 4 Std., K = 2-3 Tg.
Am besten Nackt- oder Sprießkornhafer verwenden.
Gerste: E = 12 Std., K = 2-3 Tg.
Staunässe vermeiden. Stärkt Lunge, Bindegewebe und Bandscheiben.
Hirse: E = 10 Std., K = 3 Tg.
Sehr kalziumreich.

ÖLSAATEN

Leinsamen: E = ohne Einweichzeit in der Keimschale wässern, K = 2-3 Tg., nicht bewässern, am besten nur besprühen. Neben Weizenkeimlingen höchster Vitamin-E Gehalt.
Sesam: E = 4 Std., K = 2-3 Tg., ältere Keimlinge bilden Bitterstoffe, kalziumreich.
Sonnenblume: E = 4 Std., K = 2-3 Tg. Gebrochene Kerne auslesen. Für Sonnenblumengrün 24 Stunden einweichen.
Rettich: E = 6 Std., K = 3 Tg., im Dunkeln = würzig, 6-8 Tg. = scharf würzig. Am letzten Tag zum Grünen ans Licht stellen.
Senf: E = 6 Std., K = 2-3 Tg., im Dunkeln, dann bis zu 6 Tg. keimen, den letzten Tag ans Licht stellen.
Reinigt die Harnwege und reguliert die Darmflora.

KLEEARTEN

Alfalfa: E = 4 Std., K = 8-10 Tg., frühestens am 7. Tag ernten, nach Abbau von „Canavanin". Enormer Nährstoffreichtum mit Kalziumgehalt. Immunstärkend.
Bockshornklee: E = 12 Std., K = 3-5 Tg., im Dunkeln.
Wirkt entgiftend und ausscheidend.

SONSTIGE

Kresse: E = 4 Std., K = 7-8 Tg., auf Luftzufuhr achten, nur jeden 2. Tag bewässern.
Amaranth: E = 4 Std., K = 4-5 Tg., im Dunkeln, evtl. 1-2 Tg. ans Licht stellen.
Buchweizen: E = nur Keimschale anfeuchten, K = 2-3 Tg.

Durch die chemischen Veränderungen des keimenden Samenkorns wird, wie bereits schon erwähnt, eine mächtige Enzymfabrik in Gang gesetzt, die von keinem späteren Wachstumsstadium mehr übertroffen wird. Diese reiche Enzymkonzentration bewirkt beim Stoffwechsel des Menschen eine erhöhte Enzymtätigkeit, die das Blut und die Verdauungsorgane regeneriert.

Keimlinge und Sprossen können aber nur dann vom Darm richtig ausgewertet werden, wenn sie sehr gut gekaut und eingespeichelt werden.

Wer seinem Körper regelmäßig enzym-, vitalstoff- und energiereiche Frischkost zuführt, schafft damit optimale Voraussetzungen, sowohl die Zellen seines Körpers wie auch sein Gehirn bis ins hohe Alter frisch, vital und leistungsfähig zu erhalten.

Schlussgedanken

Es ist bedauerlich, wie wenig Menschen bis jetzt wissen, welch ein Wundermittel uns die Natur im Chlorophyll geschenkt hat. Die allgemeine Anwendung der chlorophyllhaltigen Produkte wie Blaugrüne Algen, Grünalgen, Weizengrassaft, Grüner Gerstengras-Extrakt, Dinkelgrassaft, Keimlinge und Sprossen **würde nicht nur eine Revolution in der Ernährung auslösen, sondern auch eine unglaubliche Verbesserung der Volksgesundheit bedeuten.** Gerade heute, da die Krankenkosten ins Uferlose explodieren, trägt jeder auch eine spezielle Verantwortung, um echte Gesundheitsvorsorge zu betreiben. Sehr viele Medikamente würden überflüssig und viele Krankheiten würden verhindert.

Viele unserer Verdauungsenzyme sind infolge der Verschmutzung der Umwelt und unserer Nahrung und durch gekochte Lebensmittel durch Antigene geschwächt worden. Chlorophyll trägt zu ihrer Neubildung bei, da es das Blutbild verbessert und blutreinigend wirkt.

Als neutralisierendes Agens korrigiert Chlorophyll das Säure- und Basengleichgewicht des Körpers. Chlorophyll fördert die Ausscheidung und entgiftet den Körper. **Es gibt kaum einen schnelleren und sichereren Weg, die Verdauung zu regeln und für die Erneuerung der Zellen zu sorgen, als durch eine geeignete Chlorophyllzufuhr.**

Da viele Stoffe durch die Haut ausgeschieden werden, sollte fast täglich warm geduscht und zusätzlich mit einer härteren Bürste die Fußsohlen kräftig abgerieben werden. Dadurch können die inneren Organe aktiviert werden. Auch Ganzkörperabbürstungen sind sehr zu empfehlen.

Eine vollwertige vitalstoffreiche und symbiosefreundliche Ernährung ist der sichere Schlüssel, um Gesundheit zu erreichen. Eine chlorophyllreiche Ernährung hat aufgrund ihrer natürlichen Ordnung positiven Einfluss auf die hochkomplizierten Körpersysteme mit ihren 90 Billionen Zellen. Unser Organismus benötigt ständig alle wesentlichen Vitalstoffe und Biokatalysatoren in einer hochwertigen Qualität, wenn er seine Aufgaben zuverläßig und präzise erfüllen soll.

Unser Körper ist auf ein hohes Niveau an Ordnung angewiesen, welches ihm durch geeignete Nahrungsinformationen gegeben werden kann. Damit das biochemische und energetische Zellgeschehen normal und geordnet abläuft, benötigen die Zellen unzählige Informationen. Nur durch diese Informationen können die Körperzellen sich zurechtfinden und wissen, was sie herstellen, wie sie funktionieren, wie und wann sie sich teilen sollen.

Der Ursprung der Information in der Nahrung ist offenbar die gesamte Strahlung aus dem Kosmos, speziell diejenige aus der Sonne. Nach dem neuesten Stand der Forschung sendet und empfängt jede Zelle im Organismus Signale von Biophotonen (Lichtteilchen) und kommuniziert so mit allen anderen Zellen des betreffenden Systems. Chemische Vorgänge laufen in der Regel zu langsam ab, um die „blitzschnellen" Vorgänge im Organismus zu ermöglichen. Der Körper steuert gezielt Vorgänge durch elektromagnetische Schwingungen, bzw. durch die Biophotonen. Kohärente Lichtsignale verbreiten mit weit größerer Geschwindigkeit und Wirksamkeit Informationen im Organismus und können biologische Prozesse besser steuern, als dies über die biochemischen Kanäle möglich ist.

Gerade die Chloroplasten des Chlorophylls mit ihrem Eisengehalt haben die Fähigkeit, Lichtenergie aufzunehmen und diese als elektrische Energieform weiterzuleiten und in eine für den menschlichen Organismus aufnehmbare Elektronenform umzuwandeln und zu speichern.

So können höhere Lebewesen, wie der Mensch, über den Weg der Nahrung auch Informationen aufnehmen. Nahrungszufuhr ist für uns in erster Linie auch Information. Wird zu wenig Information über die Nahrung zugeführt oder werden negative Informationen übermittelt, wie das im Rahmen der denaturierten Industrie- und Kochnahrung geschehen kann, kommt es zu einer inneren Unordnung. Dann laufen die Zellen über kurz oder lang Gefahr, zu degenerieren.

Der Nobelpreisträger Schroedinger sagte. „Wovon der lebende Organismus sich ernährt, das ist Ordnung. Die Lebensorganisation wird aufrechterhalten durch Entnahme der Ordnung aus der Umwelt."

In diesem Zusammenhang wird es klar, warum Chlorophyll von Pflanzen eine besonders hohe Ordnungs- und Heilwirkung hat. Ein Nahrungsmittel ist umso besser, je mehr Information bei möglichst niedriger Energiedichte und möglichst geringem Schadstoffgehalt enthalten ist.

Wenn man seine Nahrung in der heutigen Zeit vorwiegend aus Frischkost, Keimen und Sprossen und aus Wildkräutern wählt und noch durch Spirulina, bzw. Blaugrüne Algen oder Grünalgen, Weizengrassaft oder Grüner Gerstengras-Extrakt ergänzt, dann sind aus ernährungsphysiologischer Sicht die besten Voraussetzungen für Gesundheit und Wohlbefinden gegeben.

Eine Ernährung mit ausreichend grüner Substanz sichert uns eine optimale Sauerstoffbindung, ohne die keine Zelle gesund bleiben kann.

Pythagoras sagte schon vor 2400 Jahren: „Tiefste Wahrheiten und letzte Erkenntnis sind nur jenen Menschen zugänglich, die ihren Körperhaushalt auf Ökonomie, Reinheit und Frische umstellen, am besten durch eine schlichte Ernährung aus lebensfrischen Speisen."

Alle Wissenschaft
und alle noch so hoch entwickelte
Experimentierkunst reicht nicht
zur Bewältigung von Problemen aus,
die die Pflanze gleichsam spielend löst.
Das soll keine Herabsetzung
wissenschaftlicher Erfolge sein,
sondern ein einfacher Hinweis darauf,
dass in der Pflanze Kräfte wirken,
die die menschliche Kunst
nicht zu ersetzen vermag,
dass in ihr schöpferische Geheimnisse
verborgen sind,
die auch der Wissenschaft
verborgen bleiben.

Prof. Dr. Meierhofer

Quellenverzeichnis

Bischof, Marco: Das Licht in unseren Zellen, Biophotonen, Verlag Zweitausendeins, Frankfurt

Buddecke, E.: Grundriss der Biochemie, De Gruyter, Berlin

Dorschner, Alfred: Naturheilkunde dein Weg für dich, Ullrich Verlag, Calw-Weinberg

Echter, Christian Wilhelm: Neue Wege zur Gesundheit, Verlag ganzheitliche Gesundheit, Bad Schönborn

Fuchs, Elke: Spirulina, Eska Druck, Wr. Neustadt, Naturgarten Gamlitz

Greenfood News, bulletin: Spirulina in der therapie 7/95, Verlag ÖKOommunikation, Berlin

Hagiwara, Yoshihide, M.D.: Grüner Gerstengras-Extrakt, Verlag Waltraud Baumeister, Stuttgart

Herder, Lexikon der Biochemie, Spektrum, Akad. Verlag, Heidelberg

Kahn, Fritz: Der menschliche Körper, Pawlak Verlag, Herrsching

Koriath, J.G.: Meeresalgen-Tabletten, Koriath, Singen

Kuklinski, Bodo, Dr. med.: Zellschutz mit Antioxidantien, Lebensbaum Verlag

Kulvinskas, Victoras: Leben und Überleben, Hirthammer Verlag

Ludwig, Hans: Uralgen für die geistige Frische, Vortrag Paracelsus Messe 1995, Wien

Rosnay/Cecatty: Biologie, das Buch vom Leben, Edition du Seul, Paris

Schmid, Reiner: Zuhause selber keimen, Verlag Ernährung und Gesundheit, München

Schmid, Reiner: Weizengrassaft, Medizin für ein neues Zeitalter, Verlag Ernährung und Gesundheit, München

Steenblock, David, Dr.: Süßwasseralgen, Idons Verlag

Ulmer, Günter, A.: Lebensenergie und Gesundheit, G. A. Ulmer Verlag, Tuningen

Ulmer, Günter, A.: Gesundheitsquelle Nr. 1 - das grüne Blatt, Waerland Monatshefte März 1997

Ulmer, Günter, A.: Ohne Eisen keine eiserne Gesundheit, Waerland Monatshefte Februar 1997

Wilz, Gregor, Dipl. oec. troph.: Die heilende Wirkung von Vitaminen und Mineralstoffen, Verlag Ernährung und Bewusstsein, Görwihl

Register:

Im gleichen Verlag erschienen:
Bücher zu aktuellen Themen: Gesundheit - Natur - Umwelt

Günter A. Ulmer

Lebensenergie und Gesundheit

Die zur Verfügung stehende Energie nutzen - Neue Wege zu den Quellen des Lebens und zum seelischen und körperlichen Gleichgewicht.
112 Seiten, 22 Abbildungen, ISBN 3-924191-70-0

Günter A. Ulmer

Der Apfel als Quelle der Gesundheit

Der Apfel reduziert das Körpergewicht, reguliert den Stoffwechsel, senkt den Cholesterinspiegel, saniert den Darm, bindet Schadstoffe, beugt dem Herzinfarkt vor und hat einen positiven Einfluss auf die Haut und auf das Gemüt.
80 Seiten, 13 Abbildungen, ISBN 3-924191-60-3

Günter A. Ulmer

Gesund und schön durch Heilerde

Ein uraltes Naturheilmittel, mit wertvollen Wirkstoffen und Anwendungsmöglichkeiten zur Anregung der Selbstheilkräfte des Körpers, für Stoffwechselregulierung, Stärkung des Immunsystems und Vermeidung von Allergien.
80 Seiten, 14 Abbildungen, ISBN 3-924191-51-4

Günter A. Ulmer

Gesundheitsbrunnen Knoblauch

Diese alte Kulturpflanze ist nicht nur ein Würzmittel, sondern wird auch als hochwertiges Arzneimittel geschätzt. Sie ist durchblutungs- und verdauungsfördernd, mit entgiftenden, blutdruck- und cholesterinspiegelsenkenden, antibakteriellen, antimikrobiellen und antitumorösen Wirkungen. Knoblauch ist eine wertvolle Hilfe für die Erhaltung der Gesundheit.
80 Seiten, 20 Abbildungen, ISBN 3-924191-88-3

Günter A. Ulmer

Heilende Öle

Wie wichtig eine gesunde Ernährung, insbesondere ein geordneter Fettstoffwechsel für unsere Gesundheit ist, wird immer mehr erkannt. Seit einigen Jahren hat die Wissenschaft aber nicht nur den gesundheitlichen, sondern auch den therapeutischen Wert besonderer Öle entdeckt. In diesem Buch sind die wichtigsten Öle ausführlich beschrieben.
128 Seiten, 40 Abbildungen, ISBN 3-924191-94-8

Günter A. Ulmer

Dein Weg zur Lebenskraft und Lebensfreude

Dieses Buch ist ein Wegweiser zu den Quellen des Lebens. Es gibt Kraft und Zuversicht, damit jeder „seinen" Weg gehen kann; frei von Bitterkeit und Aggression. Es will anregen, den Blick zu erweitern und Brücken zu bauen, um das Glück empfinden zu können, das erreicht werden kann.
84 Seiten, 11 Farbbilder, ISBN 3-924191-87-5